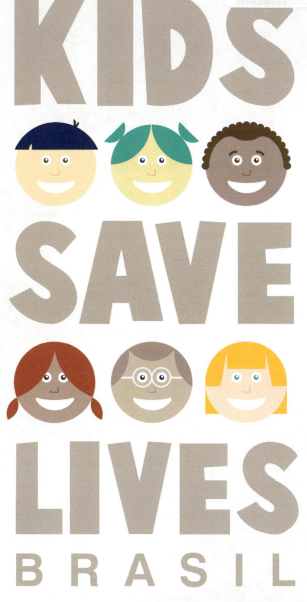

**GUIA PRÁTICO
CRIANÇAS SALVAM VIDAS
KIDS SAVE LIVES BRASIL**

São Paulo – 2021

©TODOS OS DIREITOS RESERVADOS À EDITORA DOS EDITORES LTDA.
©2020 – São Paulo
Produção editorial e capa: *Villa d'Artes Soluções Gráficas*
Revisão: *Ligia Alves*

Acesse https://sites.usp.br/kidssavelivesbrasil
A renda obtida com a venda de exemplares desta obra será revertida ao Programa KIDS SAVE LIVES BRASIL®.
Doações: Fundação Faculdade de Medicina – Banco do Brasil – Agência 1897-X. Conta corrente: 205930-4.
Nome da Conta: Doação Kids Save Lives Brasil® – CNPJ: 56.577.059/0001-00.

Dúvidas, sugestões ou correções sobre o conteúdo desta obra, favor contatar: kids.savelivesbrasil@fm.usp.br

Dados Internacionais de Catalogação na Publicação (CIP)
Angélica Ilacqua CRB-8/7057

Guia Prático Crianças Salvam Vidas Kids Save Lives Brasil / editoras Naomi Kondo Nakagawa, Maria José Carvalho Carmona. -- São Paulo : Editora dos Editores, 2020. 112 p. ISBN 978-65-86098-09-9. 1. Kids Save Lives Brasil - Programa educacional 2. Suporte Básico de Vida - Treinamento - Leigos 3. Acidente vascular cerebral 4. Parada cardiorrespiratória 5. Engasgo 6. Ressuscitação cardiopulmonar I. Título	
20-2374	CDD 616.025

Índices para catálogo sistemático:
1. Suporte Básico de Vida - Treinamento

RESERVADOS TODOS OS DIREITOS DE CONTEÚDO DESTA PRODUÇÃO.
NENHUMA PARTE DESTA OBRA PODERÁ SER REPRODUZIDA ATRAVÉS DE QUALQUER MÉTODO, NEM SER DISTRIBUÍDA E/OU ARMAZENADA EM SEU TODO OU EM PARTES POR MEIOS ELETRÔNICOS, SEM PERMISSÃO EXPRESSA DA EDITORA DOS EDITORES LTDA., DE ACORDO COM A LEI Nº 9.610, DE 19/02/1998.

Este livro foi criteriosamente selecionado e aprovado por um Editor científico da área em que se inclui. A **Editora dos Editores** assume o compromisso de delegar a decisão da publicação de seus livros a professores e formadores de opinião com notório saber em suas respectivas áreas de atuação profissional e acadêmica, sem a interferência de seus controladores e gestores, cujo objetivo é lhe entregar o melhor conteúdo para sua formação e atualização profissional.

Desejamos-lhe uma boa leitura!

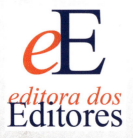

EDITORA DOS EDITORES
Rua Marquês de Itu, 408 — sala 104 — São Paulo/SP
CEP 01223-000
Rua Visconde de Pirajá, 547 — sala 1121 — Rio de Janeiro/RJ
CEP 22410-900

+55 11 2538-3117
contato@editoradoseditores.com.br
www.editoradoseditores.com.br

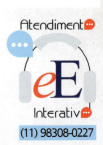

EDITORAS

Naomi Kondo Nakagawa
Maria José Carvalho Carmona

GUIA PRÁTICO
CRIANÇAS SALVAM VIDAS
KIDS SAVE LIVES BRASIL®

KIDS SAVE LIVES BRASIL

São Paulo – 2021

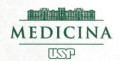

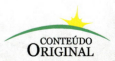

Aos Leitores

Concluímos a 1ª edição do *Guia Prático Crianças Salvam Vidas* KIDS SAVE LIVES BRASIL® para a difusão e expansão do Programa KIDS SAVE LIVES BRASIL®, que é um programa composto de time de docentes, graduandos, pós-graduandos, pesquisadores e técnicos da Faculdade de Medicina da Universidade de São Paulo (USP), de o utras Unidades da USP e de Instituições Parceiras Nacionais e Internacionais.

Esta obra que apresentamos aos cidadãos tem o objetivo de facilitar o desenvolvimento e a aquisição de conhecimentos, habilidades e atitudes iniciais em situações de urgência e emergência que podem ocorrer na comunidade (fora do ambiente hospitalar), como, por exemplo, parada cardiorrespiratória, acidente vascular encefálico, engasgo, infarto agudo do miocárdio e afogamentos.

Esta obra foi finalizada em março de 2020, mas, com a pandemia de uma nova doença viral, a Covid-19, que afetou mundialmente a saúde e a vida das pessoas, o Programa KIDS SAVE LIVES BRASIL®, mantendo sua missão, visão e valores, observa que talvez sejam necessárias algumas modificações e adaptações na organização e nas práticas do treinamento presencial, entre elas: (1) redução do número de aprendizes por área de treinamento, (2) redução de instrutores proporcionalmente ao número de aprendizes, (3) manutenção de distanciamento social de 2 metros entre os participantes, (4) uso de protetores individuais como máscara, barreira facial, avental e luvas descartáveis, (5) higienização adequada de todos os equipamentos e materiais utilizados entre os participantes, (6) descarte adequado dos materiais descartáveis, (7) nas atividades de ressuscitação cardiopulmonar, sugere-se que o aprendiz coloque uma barreira de tecido (por exemplo, um lenço) sobre a boca e o nariz da vítima previamente à checagem de responsividade e de respiração da vítima, assim como a realização da ressuscitação cardiopulmonar baseada apenas na compressão torácica efetiva e no uso de desfibrilador externo automático, e (8) planejamento de treinamentos alternativos aos presenciais em ambientes virtuais.

Dedicamos esta obra às crianças, adolescentes e adultos da comunidade escolar interessados em ajudar a salvar vidas com competência!

Aprenda, treine, ensine outras pessoas e salve vidas!

Profa. Dra. Naomi Kondo Nakagawa
Profa. Dra. Maria José Carvalho Carmona
Editoras

Prefácio

Ensinar a Ressuscitação Cardiopulmonar (RCP) às crianças em idade escolar é a melhor maneira de salvar inúmeras vidas de pessoas com parada cardiorrespiratória fora do hospital. Por quê?

Após uma parada cardiorrespiratória e sem fluxo sanguíneo, o cérebro pode sobreviver por apenas 3 a 5 minutos sem nenhuma lesão; no entanto, os sistemas de atendimento médico de emergência provavelmente levarão mais tempo para chegar ao local onde está a vítima; portanto, os leigos que testemunharam a parada cardiorrespiratória terão que ajudar nesse tempo intermediário. É bem sabido e cientificamente comprovado que o início da RCP por cidadãos leigos aumenta as taxas de sobrevivência da vítima em pelo menos 2 a 3 vezes e a maioria das paradas cardiorrespiratórias é testemunhada. Portanto, a RCP feita por leigos é mais eficaz do que qualquer outra intervenção terapêutica após a parada cardiorrespiratória fora do ambiente hospitalar.

O treinamento de crianças em idade escolar em RCP é uma maneira fácil e econômica de aumentar as taxas de RCP realizadas por cidadãos leigos. Portanto, este treinamento se tornou uma iniciativa mundial com o KIDS SAVE LIVES. As crianças podem servir como multiplicadores e é mais fácil aprender algo tão importante enquanto se é jovem (a partir dos 12 anos - apenas duas horas por ano). A proposta do KIDS SAVE LIVES foi endossada pela Organização Mundial da Saúde em 2015.

Esse treinamento mostrou sucesso em outros países, por exemplo na Dinamarca, onde a taxa de RCP feita por cidadãos leigos quase dobrou após cinco anos do início do treinamento. A promoção desse treinamento em outros países pode salvar centenas de milhares de vidas a cada ano em todo o mundo.

A mensagem é clara: a RCP bem-sucedida é fácil de realizar e simples de ensinar. Os cidadãos leigos não podem fazer nada de errado - a única coisa errada seria não fazer nada. E tudo que você precisa para salvar uma vida são duas mãos. Salvar uma vida é brincadeira de criança para crianças e para adultos. Veja esta introdução, que foi originalmente escrita em inglês, no Anexo 1.

Prof. Dr. Bernd W. Böttiger
Director Science and Research, European Resuscitation Council
Professor and Head of the Department of Anaesthesiology
and Intensive Care Medicine
University Hospital of Cologne

Prefácio

É um grande prazer e muita honra fazer o prefácio do *Guia Prático Crianças Salvam Vidas* **KIDS SAVE LIVES BRASIL®**!

Trata-se de obra de grande interesse para o público em geral, cidadãos de várias faixas etárias.

O livro foi concebido a partir do projeto **KIDS SAVE LIVES BRASIL®** de educação em saúde, desenvolvido por uma equipe de professores, graduandos, pós-graduandos, pesquisadores e funcionários de diversas áreas da Universidade de São Paulo com apoio da Faculdade de Medicina e da Pró-Reitoria de Graduação da USP. Esse time se qualificou e expandiu com parcerias nacionais e internacionais, de reconhecido mérito científico.

Este Guia Prático contém diversas situações clínicas, como acidente vascular cerebral agudo, parada cardiorrespiratória, infarto agudo do miocárdio, engasgo total em adultos, crianças e bebês, assim como afogamentos. Mostra também como reconhecer os sinais e os sintomas e o que fazer inicialmente nessas situações de emergência na comunidade.

Sua narrativa e apresentação são simples, objetivas, instrutivas e factíveis para alcançar crianças, adolescentes e adultos, sejam pais, familiares, vizinhos, professores ou outros profissionais, para a conscientização de que ações realizadas de forma correta e sistemática podem salvar vidas em situações de emergência que ocorrem no ambiente extra-hospitalar. O livro proporciona o treinamento prático dessas ações, com desenvolvimento e aquisição de competências mínimas e específicas a cada uma das referidas situações, usando estratégias de ensino-aprendizagem modernas e acessíveis.

O *Guia Prático Crianças Salvam Vidas* **KIDS SAVE LIVES BRASIL®** é um exemplo da interação entre a Universidade e a Sociedade para o bem comum do cidadão!

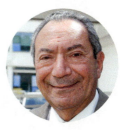

Prof. Dr. Edmund Chada Baracat
Pró-Reitor de Graduação da Universidade de São Paulo

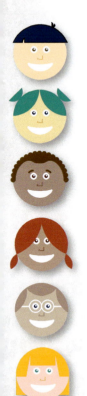

KIDS SAVE LIVES
BRASIL

Apresentação

Inicialmente, meu sincero agradecimento ao amável convite para apresentar este importante livro para a comunidade. Ele foi feito por um grupo de docentes, estudantes de graduação e de pós-graduação, pesquisadores e membros parceiros de diferentes centros, representados pela Profa. Naomi Kondo Nakagawa, Coordenadora-Geral do *Guia Prático Crianças Salvam Vidas* **KIDS SAVE LIVES BRASIL®**.

Trata-se de um livro essencial, dirigido ao cidadão, que preenche uma lacuna importante relacionada ao atendimento às situações emergenciais a que está sujeito o ser humano. Elas ocorrem inesperadamente, em locais dos mais diversos: na rua, na escola, em casa, em logradouros públicos ou privados. Se não assistidas imediatamente, essas situações emergenciais podem ceifar vidas preciosas, seja de bebês, crianças, adolescentes e adultos. Refiro-me, por exemplo, ao engasgo, à parada cardiorrespiratória (PCR), ao acidente vascular cerebral (AVC), ao infarto agudo do miocárdio (IAM) e aos afogamentos. Até que chegue o socorro oficial, pode ser tarde demais.

Conscientes dessa lacuna no atendimento emergencial em locais inusitados, os autores do *Guia Prático Crianças Salvam Vidas* **KIDS SAVE LIVES BRASIL®** dispuseram-se a elaborar o manual e treinar voluntários, transmitindo conhecimentos e incorporando habilidades e atitudes para serem aplicadas nessas situações emergenciais. Inspiraram-se, com adaptações, no Projeto Europeu KIDS SAVE LIVES, coordenado pelos Professores Bernd Böttiger e Federico Semerano. Os autores contataram algumas unidades escolares da capital, de ensino fundamental e médio, para ali desenvolverem o projeto. Contaram com a adesão voluntária de alunos, professores, funcionários e familiares dos alunos, visando transmitir a esses cidadãos leigos, de diferentes faixas etárias e profissionais, competências cognitivas, habilidades e atitudes para enfrentar situações emergenciais. Os supervisores do projeto utilizaram a simulação como ferramenta de aprendizagem do público leigo, e as atividades foram desenvolvidas com os voluntários e sob supervisão, no Laboratório de Habilidades da FMUSP, com manequins de alta fidelidade de adulto, criança e bebê, para que reconhecessem e executassem as manobras salvadoras necessárias. Seguiram-se treinamentos e demonstrações de habilidades in loco nas escolas, com a utilização de manequins de baixo custo, fabricados, sob orientação, por eles mesmos. Assim, de aprendizes, tornaram-se instrutores. Aprenderam a identificar os sinais e sintomas e a agir no AVC agudo, no IAM, na PCR, a utilizar desfibrilador externo automático e a usar a manobra de Heimlich para situações de engasgo total no adulto, na gestante e na criança e outras manobras no bebê. Agora são introduzidos também sobre como proceder nos afogamentos. O Projeto KIDS SAVE LIVES BRASIL® é um sucesso!

Você, caro(a) leitor(a), ao se debruçar sobre as páginas do Guia Prático, vai se surpreender muito!

Parabéns a todos!

Prof. Dr. Tarcisio Eloy Pessoa de Barros Filho
Diretor da FMUSP

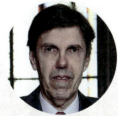

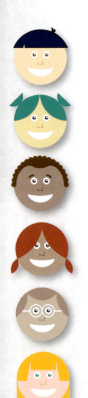
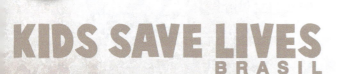

Autores

Coordenadores

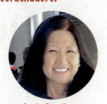

Profa. Dra. Naomi Kondo Nakagawa
Fisioterapeuta
Professora Associada da FMUSP
Coordenadora do Kids Save Lives Brasil®

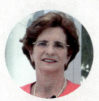

Profa. Dra. Maria José Carvalho Carmona
Médica Anestesiologista
Professora Associada da FMUSP
Coordenadora do Kids Save Lives Brasil®

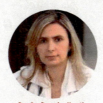

Profa. Dra. Ludhmila Abrahão Hajjar
Médica Cardiologista
Professora Associada da FMUSP

Prof. Dr. Heraldo Possolo de Souza
Médico em Emergências Clínicas
Professor Associado da FMUSP

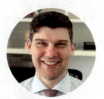

Prof. Dr. Marcelo Calderaro
Médico Neurologista
Professor Colaborador da FMUSP

Prof. Dr. Eduardo Vieira Motta
Médico Ginecologista-obstetra
Professor Associado da FMUSP

Profa. Dra. Sandra Elisabete Vieira
Médica Pediatra
Professora Associada da FMUSP

Prof. Dr. Antonio de Padua Mansur
Médico Cardiologista
Professor Associado da FMUSP

Prof. Dr. Pedro Wellington Gonçalves Nascimento Teixeira
Engenheiro Civil
Professor Associado da Escola Politécnica da USP

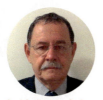

Prof. Dr. Heráclito Barbosa de Carvalho
Médico Epidemiologista
Professor Associado da FMUSP

Prof. Dr. Augusto Scalabrini
Médico Cardiologista
Professor Associado da FMUSP

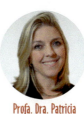

Profa. Dra. Patricia Zen Tempski
Médica Pediatra e Educadora em Saúde
Professora Associada da FMUSP

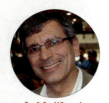

Prof. Dr. Mílton de Arruda Martins
Médico
Professor Titular de Clínica Médica da FMUSP

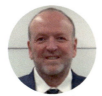

Prof. Dr. Sérgio Timerman
Médico Cardiologista
Diretor do Centro de Simulação InCor-HCFMUSP

Prof. Dr. Luiz Fernando Ferraz da Silva
Médico Patologista
Professor Doutor da FMUSP

Dr. David Szpilman
Médico Cardiologista
Diretor Médico da Sociedade Brasileira de Salvamento Aquático – SOBRASA

Colaboradores

Dra. Michelle Marcovici
Médica Pediatra
do HCFMUSP

Dra. Fernanda Salvadori
Médica Cardiologista
Doutoranda em Ciências
Médicas pela FMUSP

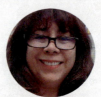

**Dra. Regiani Carvalho
de Oliveira**
Bióloga
Doutora em Ciências
e Pesquisadora da FMUSP

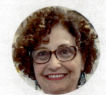

Dra. Mariangela Macchione
Química
Doutora em Bioquímica e
Pesquisadora da FMUSP

**Dra. Kátia Moreno
Garcia de Oliveira**
Enfermeira
Mestranda em Ciências da
Reabilitação pela FMUSP

**Dra. Iracema Ioco
Kikuchi Umeda**
Fisioterapeuta
Doutora em Ciências pela
Faculdade de Saúde
Pública da USP

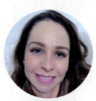

**Dra. Juliana Araújo
Nascimento**
Fisioterapeuta
Doutora em Ciências da
Reabilitação pela FMUSP

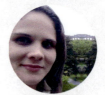

**Geisa Nascimento
de Andrade**
Fisioterapeuta
Doutoranda em Ciências
da Reabilitação
pela FMUSP

Camila dos Santos Arcas
Fisioterapeuta
Mestre em Ciências da
Reabilitação pela FMUSP

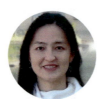

Dra. Kelly Yoshizaki
Fisioterapeuta
Doutora em Ciências
pela FMUSP

Daniela Perroni Frias
Bióloga
Doutoranda em
Ciências pela FMUSP

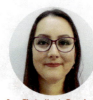

Dra. Thaise Yumie Tomokane
Engenheira
Pesquisadora da FMUSP

Vanessa Mair
Fisioterapeuta
Doutoranda em Ciências
da Reabilitação
pela FMUSP

Dra. Valéria de Falco Caparbo
Bióloga
Doutora em Ciências
e Pesquisadora da FMUSP

Dra. Mariane Cecília dos Reis
Fisioterapeuta
Mestranda em Ciências da
Reabilitação pela FMUSP

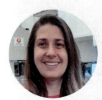

Juliana Smelan Wilson
Bióloga
Doutoranda em Ciências
pela FMUSP

Colaboradores

Dr. Felipe Neme de Souza
Advogado Especialista em Administração Hospitalar e Sistemas de Saúde
Diretor Executivo da FMUSP

Carlos Gustavo Zagatto
Designer Gráfico da FMUSP

Celina Yassuda
Especialista em Marketing e Mídias Sociais

Benedita Aparecida Azevedo
Pedagoga

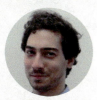
Silvio Tacla Alves Barbosa
Médico Anestesiologista
HCFMUSP

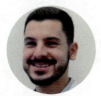
Artur Salgado de Azevedo
Médico Anestesiologista
HCFMUSP

Vinícius Caldeira Quintão
Médico Anestesiologista
HCFMUSP

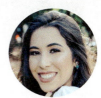
Beatriz Maranesi Freitas
Fisioterapeuta
Mestranda em Ciências da Reabilitação pela FMUSP

Cláudia Maria de Castro Gomes
Farmacêutica
Doutora em Ciências e Pesquisadora da FMUSP

Daniel Souza Bittar
Graduando em Bioquímica na King's College London
University of London

Eduarda Whitaker Honorato
Graduanda em Enfermagem
Turma 75 da USP

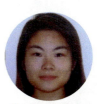
Enya Kurosawa Tomita
Graduanda em Medicina
Turma 105 da FMUSP

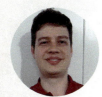
Felipe Ricardo Aquino dos Santos
Graduando em Medicina
Turma 104 da FMUSP

Fernando Felix da Silva
Graduando em Fisioterapia
Turma 49 da FMUSP

Fernando Negri Moralles
Graduando em Engenharia Química
Turma 2019 da Faculdade Oswaldo Cruz

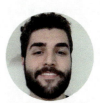
Filipe Pedroso Seifarth
Graduando em Medicina
Turma 105 da FMUSP

Colaboradores

Gabriela Buno Gouvêa
Graduanda em Medicina
Turma 106 da FMUSP

Gabriela Campello Mistrello Braga
Fisioterapeuta
Turma 46 da FMUSP

Gustavo Silva Magalhães
Graduando em Medicina
Turma 104 da FMUSP

Guilherme Alfonso Paolini
Graduando em Engenharia Civil
Turma 123 da Escola Politécnica da USP

Henrique Norio Ito Shinohara
Graduando em Medicina
Turma 105 da FMUSP

Igor Caitano Salles
Graduando em Medicina
Turma 107 da FMUSP

Letícia Santiago Ferreira
Graduanda em Letras Português e Linguística
Turma 44 da USP

Lucas Moreno Silva
Graduando em Medicina
Turma 105 da FMUSP

Marcelo Kenzo Naya Takahashi
Graduando em Medicina
Turma 105 da FMUSP

Mayara Souza Alves
Graduanda em Medicina
Turma 106 da FMUSP

Mikhael Belkovisky
Graduando em Medicina
Turma 104 da FMUSP

Nicole Miele Xavier
Graduanda em Direito
Turma 191 da USP

Pietra Sardenberg Payão
Graduanda em Letras Português-Alemão
Turma 78 da USP

Rafael Corrêa Fantato
Graduando de Fisioterapia
Turma 47 da FMUSP

Rafael Gomes de Melo D´Elia
Graduando em Medicina
Turma 105 da FMUSP

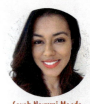

Sarah Nayumi Maeda Ferreira da Silva
Graduanda em Medicina
Turma 106 da FMUSP

Colaboradores

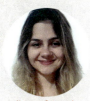

Shayana Raimunda Bezerra Pinheiro
Graduanda em Obstetrícia
Turma 14 da USP

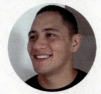

Cristyan Shimamoto
Fisioterapeuta
Turma 46 da FMUSP

Talita Rodrigues
Fisioterapeuta
Turma 46 da FMUSP

Victória Reynaldo Pereira
Graduanda em Obstetrícia
Turma 14 da USP

Vinicius Santos Monteiro
Graduando em Medicina
Turma 105 da FMUSP

Vyvyan Maximo Andrade
Fisioterapeuta
Turma 46 da FMUSP

Yuri Tebelkis
Graduando em Medicina
Turma 103 da FMUSP

Bruna Tiemi Cunha Nisiayamamoto
Graduanda em Medicina
Turma 106 da FMUSP

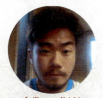

Guilherme Keichi Nakandakare
Graduando em Medicina
Turma 105 da FMUSP

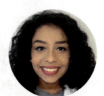

Janine Lissa de Pinho
Graduanda em Obstetrícia
Turma 14 da USP

Laura de Camargo Santos
Graduanda em Enfermagem
Turma 76 da USP

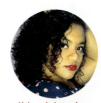

Mylena de Souza Costa
Graduanda em Obstetrícia
Turma 14 da USP

Nathalia Oliveira
Graduanda em Medicina
Turma 105 da FMUSP

Paulo Vigga Alves e Silva
Graduando em Medicina
Turma 108 da FMUSP

Victor Kiyoshi Tanaka
Graduando em Medicina
Turma 107 da FMUSP

Stella Eun Sook Kim
Graduanda em Medicina
Turma 100 da FMUSP

Parceiros internacionais e nacionais

KIDS SAVE LIVES e International Liaison Committee on Resuscitation

Prof. Dr. Bernd W. Böttiger
Médico Anestesiologista
Membro do German
Resuscitation Council
Coordenador do Kids Save
Lives e do World Restart
a Heart

Dr. Federico Fiorenzo Semeraro
Médico Anestesiologista
Membro do Italian
Resuscitation Council
Coordenador do Kids Save
Lives

Dr. Andrew Lockey
Médico em Emergências Clínicas
Membro do Resuscitation
Council of United Kingdom
Coordenador do
World Restart a Heart

Dra. Nilmini Wijesuriya
Médica Anestesiologista
Colombo North Teaching
Hospital, Rogama,
Sri Lanka

Universidade Federal do Rio Grande, RS

Profa. Dra. Priscila Aikawa
Fisioterapeuta
Professora Adjunta
da FURG

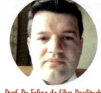

Prof. Dr. Felipe da Silva Paulitsch
Médico Cardiologista
Professor Adjunto da FURG

Centro Universitário de Patos de Minas, MG

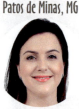

Lays Magalhães Braga
Fisioterapeuta
Mestre em Ciências da
Reabilitação pela FMUSP

Universidade do Estado do Rio de Janeiro, RJ

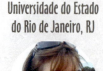

Profa. Dra. Adalgisa Ieda Maiworm Bromerschenckel
Fisioterapeuta
Doutora em Clínica Médica
pela UERJ

Instituto Nacional de Cardiologia, RJ

Dr. Carlos Galhardo Júnior
Médico Cardiologista
Coordenador do Serviço de
Anestesia do Adulto do Instituto
Nacional de Cardiologia

SAMU Regional Barretos

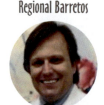

Dr. Paulo Fernando Muzetti Ferreira
Médico em
Emergências Clínicas

Thelma Glasser Marques Carreira Gomes
Fisioterapeuta
Especialista em Administração
Hospitalar e de Sistemas de Saúde

Fundação Getulio Vargas, SP

Prof. Dr. José Luiz Carlos Kugler
Professor da Fundação
Getúlio Vargas

Centro de Simulação InCor-HCFMUSP

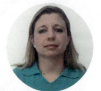

Dra. Thatiane Facholi Polastri
Enfermeira
Coordenadora de Cursos
da American Heart
Association

Faculdade de Medicina do Estado do Pará

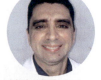

Dr. Luis Basílio Bouzas Nunez Junior
Médico em Emergências Clínicas
Professor Auxiliar

Sociedade de Anestesiologia do Estado de Santa Catarina

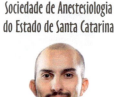

Dr. Ricardo Zanlorenzi
Médico Anestesiologista
Diretor de Ensino

Agradecimentos

Aos cidadãos e às Instituições que de alguma forma colaboraram para a viabilidade deste Guia Prático, que tem a missão de preparar, auxiliar e engajar as crianças, os adolescentes e os adultos para salvar vidas frente a situações de urgência e emergência na comunidade:

Pró-Reitoria de Graduação da Universidade de São Paulo:
Prof. Dr. Edmund Chada Baracat e Profa. Dra. Maria Vitória Lopes Badra Bentley
Programa Aprender na Comunidade da PRG-USP
Programa de Estímulo à Inovação e Empreendedorismo na Graduação da PRG-USP
Programa de Estímulo às Políticas Públicas dos Municípios de São Paulo da USP

Faculdade de Medicina da Universidade de São Paulo:
Prof. Dr. Tarcísio Eloy Pessoa de Barros Filho e Prof. Dr. Roger Chammas

Fundação Faculdade de Medicina:
Prof. Dr. Flavio Fava de Morais e Prof. Dr. José Otávio Costa Auler Jr.

Fundação Getúlio Vargas:
Profa. Dra. Maria Angelica Lencione Pedreti e
Profa. Libânia Rangel de Alvarenga Paes

Italian Resuscitation Council e Fondazione IRC, Bologna, Itália

Escola do Município de Guarulhos Josafá Tito Figueiredo, Guarulhos

Escola Estadual Professor Antônio Alves Cruz, São Paulo

Escola Estadual Professora Elza Saraiva Monteiro, São Paulo

Escola Estadual Professora Antonieta Alves Borges, Diadema

Centro Acadêmico Oswaldo Cruz FMUSP

Assessoria de Comunicação FMUSP

Jornal da USP e Rádio USP

Endowment FMUSP

Sociedade Brasileira de Anestesiologia:
Prof. Dr. Erick Freitas Curi

Editora dos Editores:
Alexandre Massa

Sumário

Capítulo 1 Breve história do KIDS SAVE LIVES BRASIL®, 20

Capítulo 2 Missão, visão e valores do KIDS SAVE LIVES BRASIL®, 22

Capítulo 3 Princípios legais, 24

Capítulo 4 Princípios educacionais do Programa KIDS SAVE LIVES BRASIL®, 26

Capítulo 5 Princípios do treinamento sobre assistência de leigos no acidente vascular cerebral, 32

Capítulo 6 Princípios do treinamento sobre assistência de leigos na parada cardiorrespiratória em adultos, 36

Capítulo 7 Princípios do treinamento com desfibrilador externo automático (DEA) para ressuscitação cardiopulmonar em adultos, 42

Capítulo 8 Princípios do treinamento sobre assistência de leigos na parada cardiorrespiratória em crianças, 46

Capítulo 9 Princípios do treinamento com desfibrilador externo automático (DEA) para ressuscitação cardiopulmonar em crianças, 48

Capítulo 10 Princípios do treinamento sobre assistência de leigos na parada cardiorrespiratória em lactentes (até 12 meses), 50

Capítulo 11 Princípios do treinamento sobre assistência de leigos no engasgo/obstrução completa de via aérea por corpos estranhos, 52

Capítulo 12 Princípios do treinamento sobre assistência de leigos no infarto agudo do miocárdio, 58

Capítulo 13 Princípios do treinamento sobre assistência de leigos no afogamento, 60

Capítulo 14 Formação de multiplicadores na Universidade, 66

Capítulo 15 Metas e indicadores do Programa KIDS SAVE LIVES BRASIL®, 70

Capítulo 16 Como manufaturar um manequim de baixo custo, 76

Capítulo 17 Como fazer os treinamentos KIDS SAVE LIVES BRASIL® *in loco* na comunidade escolar, 78

Capítulo 18 Aspectos de impacto socioeducacional e de saúde na comunidade, 82

Capítulo 19 Projeção de dados econômico-financeiros do KIDS SAVE LIVES BRASIL®, 84

Capítulo 20 Conclusões e recomendações, 88

Referências bibliográficas, 92

Anexo 1 Prefácio do Professor Bernd W. Böttiger, originalmente escrito em língua inglesa, 96

Anexo 2 Declaração KIDS SAVE LIVES endossada pela Organização Mundial da Saúde, 98

Anexo 3 Lei Federal n. 13.722, 102

Anexo 4 Projeto de Lei n. 310/2019 na Assembleia Legislativa do Estado de São Paulo, 104

Anexo 5 Como funciona um desfibrilador externo automático, 108

CAPÍTULO 1
BREVE HISTÓRIA DO KIDS SAVE LIVES BRASIL®

KIDS SAVE LIVES
BRASIL

O projeto KIDS SAVE LIVES BRASIL® é o ramo brasileiro do projeto KIDS SAVE LIVES, iniciado na Europa em 2012 sob a liderança do Professor Bernd W. Böttiger e do Dr. Federico F. Semeraro [Böttiger et al., 1999, Semeraro et al., 2018], que obteve endosso da Organização Mundial da Saúde em 2015 (Anexo 2). A recomendação principal é de retreinamento anual de 2 horas em parada cardiorrespiratória (PCR) e ressuscitação cardiopulmonar (RCP) para escolares. Entre vários movimentos similares no Brasil, a Profa. Maria José Carvalho Carmona iniciou o projeto "Aprendendo a Salvar Vidas" em 2016, como projeto de inserção social e de integração da Faculdade de Medicina da Universidade de São Paulo (FMUSP) com a Educação Básica e visava ensinar as práticas básicas de suporte de vida em ambiente extra-hospitalar.

Em 2017, o projeto ganhou mais energia, sistematização e continuidade com o envolvimento da Profa. Naomi Kondo Nakagawa, de outros professores associados e de colaboradores da FMUSP. Com o apoio e a parceria dos fundadores europeus, o projeto ganhou a marca nacional KIDS SAVE LIVES BRASIL®, cuja finalidade é treinar cidadãos leigos no reconhecimento de sinais e sintomas e primeiras ações na PCR, no acidente vascular cerebral (AVC) agudo e no engasgo de adulto e de lactente.

Em 2018, o projeto agregou mais graduandos, pós-graduandos, pesquisadores, docentes, servidores da Universidade de São Paulo (USP) e da Fundação Faculdade de Medicina e concretizou suas ações na Escola do Município de Guarulhos Josafá Tito Figueiredo e na Escola Estadual Professor Antônio Alves Cruz. Nesse mesmo ano se tornou uma disciplina optativa (MSP4060) supradepartamental na FMUSP e aberta a receber os graduandos de todas as áreas da USP.

Em 2019, o KIDS SAVE LIVES BRASIL® recebeu o apoio da Pró-Reitoria de Graduação da USP, tornando-se um Programa, e estabeleceu diversas parcerias nacionais (Universidade Estadual de Campinas, Universidade do Rio Grande, Instituto Nacional de Cardiologia e Universidade do Estado do Rio de Janeiro) e internacionais (International Liaison Committee on Resuscitation e University of Cologne, na Alemanha). Considerando que *"todas as pessoas podem salvar uma vida, incluindo as crianças"*, o KIDS SAVE LIVES BRASIL® vem colaborar na conscientização de fatores de risco de doenças cardiovasculares, incentivar indivíduos leigos da comunidade a agirem inicialmente com maior segurança e responsabilidade em caso de AVC agudo, PCR, infarto agudo do miocárdio (IAM), engasgo no adulto, criança e lactente e afogamentos, diminuindo as chances de agravos à saúde e morte da vítima.

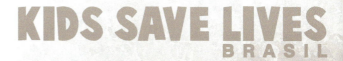

CAPÍTULO 2

MISSÃO, VISÃO E VALORES DO KIDS SAVE LIVES BRASIL®

KIDS SAVE LIVES
BRASIL

MISSÃO

- Engajar crianças, adolescentes e adultos da comunidade em geral na aquisição de conhecimentos, atitudes e habilidades necessários à identificação de sinais e de sintomas e ações iniciais em casos de parada cardiorrespiratória, acidente vascular cerebral, infarto agudo do miocárdio, engasgo no adulto, na criança e no lactente e afogamentos ocorridos na comunidade.
- Multiplicar a cultura de ressuscitação entre leigos, aumentando o número de cidadãos "dispostos a ajudar" e corretamente treinados na identificação e nas ações iniciais em situações de emergência na comunidade.
- Produzir e difundir conhecimento na área.

VISÃO

- Em parceria com o programa internacional KIDS SAVE LIVES, ser referência nacional como programa educacional específico em escolas de ensino fundamental, médio e superior e atuar como agente de transformação social, educacional e de saúde na sociedade.
- Ser um programa eficaz e organizador de parcerias sólidas com pessoas, instituições, empresas e/ou governo que compartilhem dos mesmos ideais.

VALORES

- Conhecimento
- Ética
- Liderança

KIDS SAVE LIVES
BRASIL

CAPÍTULO 3 PRINCÍPIOS LEGAIS

KIDS SAVE LIVES
BRASIL

Embora a RCP seja relatada desde os tempos bíblicos, na observação da legislação brasileira não existe a lei do "bom samaritano" ou semelhante, que proteja os cidadãos que prestam assistência de emergência voluntária às vítimas de qualquer tipo de acidente, proporcionando a esses cidadãos imunidade contra responsabilidades civis. O "bom samaritano" é a pessoa que, ao socorrer uma vítima, age com boa-fé durante uma situação de emergência, com a intenção de ajudar a vítima, sem esperar compensação financeira ou promocional, sem malícia, sem desvio de conduta, sem maldade ou negligência.

Entretanto, a ação de não socorrer a vítima é pautada na lei como omissão de socorro, conforme o Código Penal Brasileiro, Decreto-lei n. 2.848, de 7 de dezembro de 1940, artigo 135, que caracteriza como crime deixar de prestar assistência, quando possível fazê-lo sem risco pessoal, à criança abandonada ou extraviada, ou à pessoa inválida ou ferida, ao desamparo ou em grave e iminente perigo; ou não pedir, nesses casos, o socorro da autoridade pública. A pena para a omissão de socorro é a detenção de 1 a 6 meses ou multa. Segundo o parágrafo único do artigo 135, a pena é aumentada de metade se da omissão resultar lesão corporal de natureza grave, e triplicada se resultar em morte. Portanto, a obrigação do cidadão é agir (prestar assistência), e ele responderá por sua omissão (se deixar de prestar assistência) e não pelo eventual resultado [Fonte: https://www.jusbrasil.com.br/topicos/ 10623219/artigo-135-do--decreto-lei-n-2848-de-07-de-dezembro-de-1940].

Algumas iniciativas na legislação para a implantação de treinamentos em primeiros socorros para leigos têm sido consideradas importantes para o desfecho favorável da vítima que necessita de assistência: a Lei n. 15.661, de 9 de janeiro de 2015 sancionada na Assembleia Legislativa do Estado de São Paulo conhecida como *Lei Lucas* [https://governo-sp.jusbrasil.com.br/legislacao/611255254/lei-16802-18-sao-paulo-sp] e, no âmbito federal, a Lei n. 13.722 sancionada em 5 de outubro de 2018, entrando em vigor no final do mês de janeiro de 2019. Saiba mais em Anexo 3.

Na Assembleia do Estado de São Paulo encontra-se em tramitação o Projeto de Lei n. 310/2019, que cria a Semana "Crianças Salvam Vidas – '*Kids Save Lives*' Brasil" de capacitação e ações em PCR, AVC e engasgo nas escolas do Estado de São Paulo. Saiba mais em Anexo 4.

CAPÍTULO 4
PRINCÍPIOS EDUCACIONAIS DO PROGRAMA KIDS SAVE LIVES BRASIL®

O **KIDS SAVE LIVES BRASIL**® tem seu planejamento educacional pautado em métodos de ensino-aprendizagem predominantemente centrados na criança, no adolescente e no adulto da comunidade escolar e na aplicação prática de seus conhecimentos.

A realidade de saúde da população e suas principais necessidades nortearam a definição dos objetivos educacionais, das estratégias de ensino-aprendizagem, conteúdos e avaliação do programa. Esse processo se baseia no desenvolvimento de uma consciência crítica sobre a realidade que Paulo Freire denomina Pedagogia Progressista, pois permite aos envolvidos transformarem sua visão de mundo e a realidade ao redor de si [Freire, 1979]. Esse princípio, no programa **KIDS SAVE LIVES BRASIL**®, materializa-se no aprendizado que transforma e salva vidas.

Foram escolhidos diferentes modelos de aprendizagem (*Tradicional*, *Humanista* e *Construtivista*) que, em seu conjunto, permitem ao aprendiz uma experiência educacional completa e relevante, a partir da realidade e reflexão sobre a prática. O processo tem início considerando o que o aprendiz já traz de conhecimento e experiências, como uma pessoa (independentemente da faixa etária) que expressa um conjunto de crenças, conhecimentos e experiências acumulados.

Para crianças com idade entre 3 e 6 anos utilizamos gibis de atividades KIDS SAVE LIVES BRASIL® e a "Canção da Ressuscitação Cardiopulmonar KIDS SAVE LIVES BRASIL®" (Figura 4.1), disponível em português no link: https://www.youtube.com/watch?v=JYa-hCcnyrE

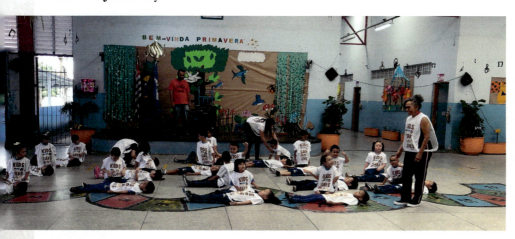

Figura 4.1 – Crianças da Escola do Município de Guarulhos Josafá Tito Figueiredo apresentando a canção "Para falar de Ressuscitação Cardiopulmonar" que foi traduzida do espanhol (https://www.youtube.com/watch?v=D6c3wCiolxw) e adaptada para o português por Karim Paolini Bosoni, Rafael Corrêa Fantato e Naomi Kondo Nakagawa.
Fonte: Acervo dos autores.

Para falar de Ressuscitação Cardiopulmonar
[disponível em: https://www.youtu.be./JYa-hCcnyrE]

Era uma vez, uma pessoa dormindo,
Era uma vez, uma pessoa dormindo,
Que não podia, que não podia, que não podia, despertar!

E quando eu a chamava, e quando eu a movia,
E quando eu a chamava, e quando eu a movia,
Que não podia, que não podia, que não podia, despertar!

Tem que pedir ajuda: 192,
Tem que pedir ajuda: 192,
Para que venha a ambulância para a solução nos dar!

Para ver se respira, levanto sua mandíbula,
Para ver se respira, aproximo a minha orelha,
Para sentir, para sentir, se sai ar da boca ou nariz!

Se se move o peito, é porque respira!
Se se move o peito, é porque respira!
Ponho-a de lado para assegurar, que ela não venha a se engasgar!

Mas se não respira, é porque está parada!
Mas se não respira, é porque está parada!
Tem que começar a ressuscitar, e as compressões iniciar!

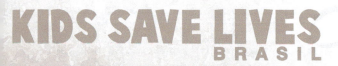

Para crianças com idade acima de 7 anos, adolescentes e adultos, aplicamos um pré-teste para avaliação dos conhecimentos antes do início do programa. A partir daí, são apresentados aos participantes, por meio do método tradicional de ensino (aula interativa) e com apoio em tecnologia de modelos virtuais 3D e modelos anatômicos, os conceitos gerais (definição, fisiopatologia, identificação de sinais e sintomas e prevalência) sobre as situações de emergência abordadas no programa.

A apresentação e a complexidade do conteúdo são adequadas ao público-alvo (professores, instrutores, estudantes do ensino fundamental, médio, graduação e pós-graduação), seguindo recomendações da American Heart Association [Cave et al., 2011], da International Liaison Committee on Resuscitation (ILCOR) [Bohn et al., 2012, Berdowski et al., 2010] e da Sociedade Brasileira de Cardiologia na sistematização do atendimento às vítimas dessas situações de emergência por cidadãos leigos [Bernoche et al., 2019].

Os participantes se dividem em grupos tutorados por três instrutores, no que se denomina *ensino em pequenos grupos*, para vivência das situações de emergência em simulação. Para esse momento do processo educacional utilizam-se os *modelos de aprendizagem construtivista* e o conceito de *aprendizagem colaborativa*. Ao experimentarem a situação em simulação, os participantes aprendem por meio da observação e da troca de experiências com o instrutor e também com os colegas.

O avanço científico em relação ao atendimento de situações de emergência por cidadãos leigos deve ser acompanhado de medidas de disseminação do conhecimento e de implementação de rotinas adequadas de identificação e atendimento inicial à vítima nos mais diversos locais onde isso possa acontecer (escolas, centros comerciais, centros culturais, ruas, residências, clubes esportivos, etc.). Nesse sentido, entre os métodos ativos, a simulação é uma ótima ferramenta de ensino. Trata-se de um processo de instrução que substitui o atendimento a vítimas reais por modelos artificiais como manequins, atores ou elementos virtuais, reproduzindo cenários de cuidados à vítima em um ambiente próximo da realidade com o objetivo de analisar e refletir sobre ações realizadas de forma segura [Gaba, 2007].

O **KIDS SAVE LIVES BRASIL**® estimula e desenvolve conhecimentos, habilidades e atitudes nos aprendizes que desenvolvem e adquirem competências de cuidado à saúde, de comunicação, de liderança e de gestão em cenários que contextualizam as situações de urgência e de emergência (Tabela 4.1).

À medida que os participantes refletem sobre sua vivência e trocam experiências, bem como recebem *feedback* ou retorno dos instrutores, adquirem novos conhecimentos, habilidades e atitudes que lhes dão empoderamento para autonomamente aplicá-los, se necessário, em uma situação real de emergência na sua comunidade [Tempski e Martins, 2017].

Todo o processo de ensino-aprendizado no programa se dá a partir da contínua mobilização interna de significação e ressignificação do novo aprendizado e finaliza-se com a mudança de comportamento do aprendiz, que se externaliza na aquisição de determinada competência com aplicação prática em situações de emergência.

A avaliação do desempenho dos participantes é realizada pelos instrutores, ao final do processo, com observação da prática, estruturada por uma ficha de avaliação. Além disso, os participantes, aprendizes e instrutores, avaliam a qualidade do programa educacional por meio de questionários [Perrenoud, 2013].

Espera-se que ao final do processo o aprendiz conheça o conceito geral de emergência, reconheça sinais de situações de emergência e seja capaz de atuar proativamente no sentido de aplicar manobras de suporte de vida e proceder a um pedido de socorro, utilizando uma sistematização mundialmente padronizada. Espera-se também que os participantes se tornem instrutores e multiplicadores do que aprenderam no seu meio familiar, profissional e comunitário.

Para o Programa KIDS SAVE LIVES BRASIL®, o preparo dos instrutores é fundamental, pois eles são considerados multiplicadores das ações do programa. Aqueles que participam do programa como instrutores, além de contribuírem com a comunidade transmitindo conhecimentos, orientando a prática em situações de emergência, agregam conhecimentos e desenvolvem novas habilidades e competências, como habilidade de comunicação, relação interpessoal, didática e resiliência. Essas habilidades são fundamentais e comuns a todas as profissões, sendo, portanto, mais um campo de aprendizagem para estudantes de graduação e de pós-graduação, além de aprimoramento para os professores e profissionais de todas as áreas. Em outras palavras: "ao ensinar, se aprende!" Estudos científicos e a nossa prática comprovam que ensinar outros é o método mais efetivo de aprendizagem.

Por fim, o Programa KIDS SAVE LIVES BRASIL® contribui com a expressão da responsabilidade social das instituições de ensino envolvidas, tanto a Universidade de São Paulo, na condição de promotora, quanto as pessoas, instituições, empresas e/ou governo conveniados envolvidos nesse movimento de valorização e de proteção da vida.

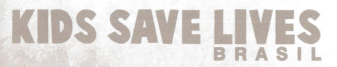

Tabela 4.1 – **Competências desenvolvidas no Programa KIDS SAVE LIVES BRASIL®**

	COMPETÊNCIAS	CONHECIMENTO	HABILIDADES	ATITUDE
Cuidado à saúde	1. Reconhecer sinais e sintomas de situações de emergência	Conhecer a fisiopatologia e a epidemiologia das situações de emergência	Reconhecer sinais e sintomas das situações de emergência	Demonstrar autocontrole, compromisso, empatia, resiliência, ética, proatividade, organização e liderança
	2. Avaliar a segurança no local	Conhecer os riscos inerentes do ambiente em situações de emergência	Demonstrar capacidade de observação e análise da situação de emergência	
	3. Avaliar a responsividade da vítima	Compreender a fisiologia neuromotora das situações de emergência	Reconhecer o nível de consciência	
	4. Avaliar a respiração da vítima	Compreender a fisiologia respiratória nas situações de emergência	Reconhecer o padrão respiratório da vítima	
	5. Executar procedimentos específicos para a situação de emergência	Compreender a fisiologia cardiovascular nas situações de emergência e o funcionamento de aparelho de desfibrilação	• Executar de forma sistemática procedimentos de atendimento à vítima • Usar o desfibrilador externo automático	
	6. Monitorar o tempo da situação de emergência e permanecer com a vítima até a chegada da equipe de atendimento médico de urgência	Compreender a gravidade da situação de emergência no decorrer do tempo de atendimento	Observar com precisão o tempo da ocorrência e do atendimento	
Comunicação	1. Comunicar com clareza a situação da vítima, presencialmente ou por telefone	Compreender a importância das informações fornecidas no planejamento da equipe de atendimento médico de urgência	Descrever com clareza uma síntese da situação de emergência, para equipe de atendimento médico de urgência	
	2. Comunicar sua habilitação para o atendimento	Conhecer a sistematização de comunicação em situações de emergência	Identificar-se para a vítima e as pessoas ao redor	
Liderança e gestão de equipe	1. Solicitar ajuda quando necessário	Conhecer o número do serviço de emergência nacional (192)		
	2. Distribuir e orientar funções de forma clara e reconhecer suas limitações	• Reconhecer a necessidade de apoio no atendimento de situações de emergência • Orientar de forma didática pessoas que possam auxiliar no atendimento	Identificar pessoas que possam contribuir no atendimento Ensinar manobras àqueles que forem auxiliar no atendimento	
	3. Controlar a área de atendimento a fim de garantir segurança para a vítima e as pessoas ao redor	• Conhecer o efeito da manipulação excessiva e desnecessária no atendimento da vítima • Reconhecer potenciais riscos de evento adverso	Comunicar os riscos para as pessoas ao redor	

Fonte: Elaborado pelos autores.

CAPÍTULO 5

PRINCÍPIOS DO TREINAMENTO SOBRE ASSISTÊNCIA DE LEIGOS NO ACIDENTE VASCULAR CEREBRAL

KIDS SAVE LIVES
BRASIL

Qual é o problema?

O AVC, popularmente conhecido como "derrame", é a parada parcial ou total da circulação de sangue para as células do cérebro.

Como acontece?
Pode acontecer de duas formas:

A **por isquemia:** quando há obstrução parcial ou total de artérias que levam sangue para o cérebro, o que provoca uma redução parcial ou total do suprimento de oxigênio e outros nutrientes ao cérebro, que então sofre uma isquemia e perde função. É o tipo de AVC mais comum, correspondendo a 80 a 85% dos casos.

B **por hemorragia:** quando há o rompimento de uma artéria, levando a um sangramento dentro do cérebro (parênquima) ou fora do cérebro (na meninge).

É importante registrar que a conduta médica vai depender do tipo de AVC sofrido pela vítima. Contudo, só é possível identificar o tipo de AVC com o uso de tomografia computadorizada, que é realizada em hospitais específicos. Portanto, já adiantamos aqui que uma das ações mais importantes ao socorrer uma vítima de AVC é levá-la ao hospital correto. Veja como acessar essa informação por meio da Rede Brasil AVC [http://www.redebrasilavc.org.br/].

O AVC está associado a fatores de risco modificáveis, ou seja, que são passíveis de controle ou eliminação, por exemplo, a hipertensão arterial, o diabetes, a obesidade, o tabagismo, o alcoolismo, o uso de drogas, o estresse, a depressão, a dislipidemia e o sedentarismo. Cerca de 90% dos casos de AVC seriam evitados com uma dieta adequada (alimentação saudável), a prática de exercício físico regular (mínimo de 30 a 40 min, 3 a 5 vezes por semana, com atividade que deixe a pessoa ofegante, por exemplo, caminhadas com passadas rápidas), a cessação do tabagismo, do alcoolismo e do uso de drogas e o controle do diabetes, da hipertensão e da dislipidemia.

Contudo, o AVC ainda é a segunda maior causa de morte e a maior causa de incapacitação do mundo. Há indícios de que o AVC agudo ocorrerá em 1 a cada 4 pessoas na população geral. Portanto, o AVC agudo é comum e mata tanto quanto o câncer e o IAM.

Estima-se que, a cada minuto em que o cérebro está sem receber fluxo sanguíneo, 2 milhões de neurônios morrem. Assim, rapidez e agilidade no tratamento são fundamentais para evitar a morte e sequelas. Tempo é cérebro!

Aprenda o que fazer

1. Identifique os sinais e sintomas súbitos ou abruptos que levam à suspeita de AVC, por exemplo: dor de cabeça forte, confusão mental, dificuldade para falar ou compreender (linguagem e comunicação), perda de força muscular no braço ou na perna, dificuldade de equilíbrio, dificuldade para coordenação do movimento, perda de visão ou visão dupla, entre outros.

2. Peça ajuda do serviço médico de urgência (192).

3. Informe com clareza a hora em que os sinais e sintomas foram reconhecidos ou a hora em que a vítima estava bem ou foi vista bem pela última vez (se necessário, investigar: ver as últimas mensagens ou ligações telefônicas realizadas, etc.).

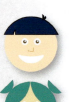

4. Fique atento à necessidade de rapidez e agilidade no transporte da vítima com suspeita de AVC para um hospital. Não se deve perder nem um minuto!

5. Encaminhe a vítima pelo SAMU ou use o aplicativo da Rede Brasil AVC para conduzir a vítima imediatamente para uma unidade especializada com tomografia computadorizada e neurologista.

6. Se possível, informe as medicações de uso contínuo da vítima e seu histórico médico.

7. Encaminhe a vítima para o hospital, acompanhada a todo momento pela pessoa que tem mais informações sobre ela, inclusive dentro da ambulância.

KIDS SAVE LIVES
BRASIL

Para facilitar os passos para socorrer uma vítima de AVC, podemos lembrar da palavra SAMU (Figura 5.1).

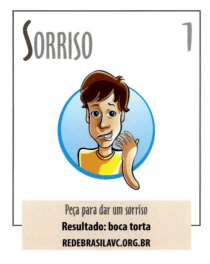
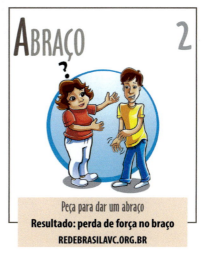
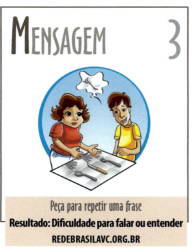
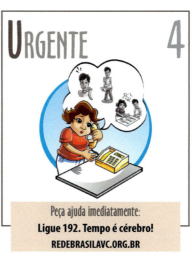

Figura 5.1 – Demonstrativo de como identificar sinais e sintomas de AVC agudo que podem surgir isolados ou em conjunto.
Fonte: As ilustrações foram feitas por Ângela Rêgo a partir de desenhos de Pedro Wellington Gonçalves do Nascimento Teixeira.

Atenção

Utilize o aplicativo gratuito desenvolvido pela Rede Brasil AVC (http://www.redebrasilavc.org.br). Além de informações gerais sobre AVC, esse aplicativo lista os hospitais mais próximos que têm condições de atender a uma vítima com suspeita de AVC.

KIDS SAVE LIVES
BRASIL

CAPÍTULO 6

PRINCÍPIOS DO TREINAMENTO SOBRE ASSISTÊNCIA DE LEIGOS NA PARADA CARDIORRESPIRATÓRIA EM ADULTOS

Qual é o problema?

A PCR é uma cessação súbita da atividade cardíaca, fazendo com que o coração não consiga mais levar sangue em quantidades suficientes para o cérebro, pulmão e demais órgãos. Na grande maioria dos casos, a PCR é causada por um mau funcionamento elétrico no coração que causa um ritmo de batimento irregular (arritmia grave) e prejudica o bombeamento do sangue.

Como acontece?

Quando uma PCR acontece, a vítima fica não responsiva, com respiração anormal ou sem respiração e sem sinais de circulação. Caso medidas de correção não sejam tomadas rapidamente, essa condição de emergência progride para a morte da vítima.

Há vários fatores de risco para a morte súbita cardíaca, entre eles idade avançada, tabagismo, doenças cardíacas estruturais e de condução elétrica, condições cada vez mais frequentes em nossa população [Grasner e Bossaert, 2013].

No IAM, que é a causa mais frequente de uma PCR, o dano ao músculo cardíaco faz com que as correntes elétricas ocorram de modo desordenado, prejudicando o ritmo correto dos batimentos. Além disso, o IAM pode causar alterações na frequência e duração dos batimentos, que também podem levar a uma arritmia grave seguida de PCR.

Na insuficiência cardíaca, o coração não consegue atuar adequadamente como bomba, por problema de contração muscular e/ou de relaxamento muscular cardíaco. O coração tem o tecido muscular normal substituído por tecido cicatricial, o que prejudica a condutividade da corrente elétrica, podendo gerar arritmias graves.

A Sociedade Brasileira de Cardiologia estima que ocorrem em torno de 200 mil PCR no Brasil anualmente, sendo que metade dos casos (50%) ocorre em ambiente extra-hospitalar [Bernoche et al., 2019]. Nos Estados Unidos e na Europa estima-se que ocorrem em torno de 700 mil PCR, 60% deles no ambiente extra-hospitalar [Perkins et al., 2015, Böttiger et al., 2019]. Os picos de eventos de PCR são descritos como ocorrências frequentes no período da manhã e nos meses de inverno.

Apesar da alta incidência desse evento, as taxas de sobrevivência são muito baixas (cerca de 90% dos casos levam à morte). Há estudos que evidenciam que a RCP realizada por cidadãos leigos melhora a sobrevida das vítimas em 2 a 4 vezes, porém menos de 1 vítima a cada 5 vítimas recebe RCP. Dessa forma, os conhecimentos, atitudes e habilidades desenvolvidos para ajudar nessa situação podem fazer imensa diferença, tanto prevenindo mortes quanto evitando graves sequelas para as vítimas de PCR [Wissenberg et al., 2013, Plant e Taylor, 2013, Soar et al., 2019].

Aprenda o que fazer

O treinamento de RCP na PCR em adultos orienta que o cidadão leigo avalie a segurança do local (por exemplo, parar o trânsito quando vítima estiver caída em local de tráfego automobilístico ou pedir ajuda para alguém assegurar que o trânsito pare; no caso da vítima estar em uma poça de água, afastá-la, entre outras situações).

No treinamento, os aprendizes são solicitados a dizer "LOCAL SEGURO" como prova de que analisaram a segurança do local para a vítima e para a sua própria antes de iniciar o atendimento, conforme as orientações da Figura 6.1.

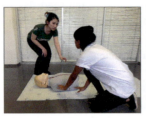

1
Diante de uma vítima inconsciente, apresente-se rapidamente à acompanhante e ofereça ajuda: "Meu nome é _____. Posso ajudar?".

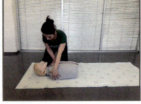

2
Verifique a responsividade da vítima. Aproxime-se da vítima e bata com firmeza e força nos ombros dela e diga: "Senhor, senhor, senhor" por três vezes consecutivas, visualizando a face e o corpo.

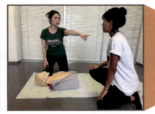

3
Se a vítima não responde e não se movimenta, peça ajuda: "Você! Ligue para o 192, diga que há uma vítima inconsciente e traga um DEA".

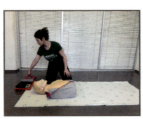

7
Ligue o DEA.

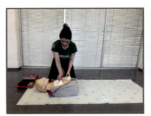

8
Coloque as pás conforme o desenho: uma abaixo da clavícula direita e outra na região abaixo do mamilo esquerdo, na linha axilar.

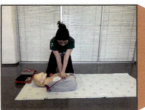

9
Enquanto o DEA não avalia o ritmo cardíaco, mantenha as compressões efetivas.

Figura 6.1 – **Demonstrativo de como agir na parada cardiorrespiratória no adulto.**
Fonte: Acervo dos autores.

Atenção Mantenha as compressões torácicas de alta qualidade com o mínimo de interrupção até a chegada do desfibrilador externo automático (DEA). Quando o DEA estiver disponível, sua instalação é prioridade na RCP

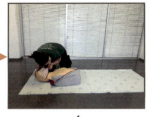

4
Verifique a respiração da vítima: abra a blusa/camisa, levante o queixo da vítima, aproxime seu ouvido da boca e nariz da vítima e simultaneamente observe a expansão do tórax e da barriga (lembrar que respiração agônica não é respiração).

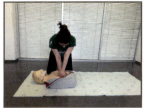

5
Se a vítima não respira, inicie imediatamente as compressões efetivas: braços em extensão, use a região tenar e hipotenar sobre 1/3 anterior do tórax, faça de 100 a 120 compressões por minuto, com profundidade de 5 a 6 cm e permita o retorno completo do tórax.

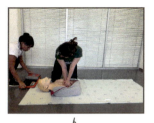

6
Assim que chegar o DEA, peça que abram o estojo ao seu lado e da cabeça da vítima.

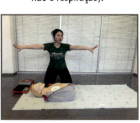

10
Quando o DEA informar "ANALISANDO O RITMO", assegure que a vítima não seja tocada ou movimentada e peça: "AFASTEM-SE, NÃO TOQUEM NA VÍTIMA".

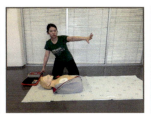

11
Se o DEA indicar "CHOQUE RECOMENDADO", posicione o dedo indicador sobre o botão de acionamento e diga que o choque será aplicado: "ATENÇÃO, CHOQUE EM TRÊS: UM, DOIS E ...". Dispare o choque quando o DEA indicar "CARREGADO" e diga "TRÊS".

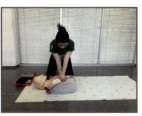

12
Reinicie imediatamente as compressões torácicas efetivas até que o DEA faça nova análise de ritmo cardíaco em 2 minutos ou se a vítima se recuperar. Caso ela se recupere, pare a RCP e coloque-a em posição de recuperação.

KIDS SAVE LIVES
BRASIL

RCP em obesos e gestantes

Não há recomendações específicas para atendimento de PCR em obesos, embora um índice de massa corpórea elevado possa potencialmente afetar a qualidade da RCP, incluindo a eficácia das compressões torácicas por fadiga precoce das pessoas que realizam a RCP, a dificuldade no posicionamento das pás do desfibrilador e atraso no transporte até o hospital [Secombe et al., 2018].

As manobras de RCP em gestantes seguem o fluxo de atendimento de outros adultos, incluindo compressões torácicas de alta qualidade, porém com adaptações. O uso do DEA é seguro e não prejudica o feto [Jeejeebhoy et al., 2015].

As mulheres grávidas, a partir da metade da gestação, apresentam desconforto quando deitadas em decúbito dorsal porque o útero comprime a veia cava e desencadeia queda de pressão arterial e mal-estar. Dessa forma, com as mãos, realize o deslocamento do útero para a esquerda a fim de evitar compressão da aorta e das veias cavas. Não empurre o útero para baixo, pois aumentará a compressão da veia cava, podendo comprometer o retorno do sangue ao coração (Figura 6.2).

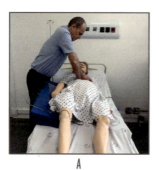

A

RCP em gestante com ajuda de uma pessoa. Uso de uma prancha sobre a vítima para haver deslocamento do útero em 30 graus à esquerda. Realize as compressões torácicas efetivas.

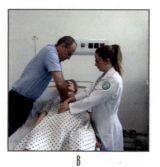

B

RCP em gestante com ajuda de 2 pessoas: uma faz a RCP e a outra faz o desvio da barriga para o lado esquerdo da vítima. Realize as compressões torácicas efetivas.

Figura 6.2 – Demonstrativo de RCP em gestante com o útero ultrapassando a linha da cicatriz umbilical: (A) com ajuda de uma pessoa e (B) com ajuda de duas pessoas.

Fonte: Acervo dos autores.

Caso a vítima se torne consciente, informá-la que ficou inconsciente e que uma ambulância ou socorro foi acionado (Figura 6.3). Posicione a vítima em posição de recuperação que é em decúbito lateral esquerdo preferencialmente, pois, caso venha a vomitar, a chance de aspiração pulmonar será reduzida.

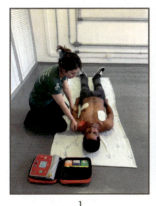 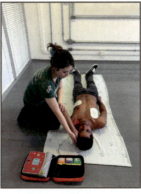 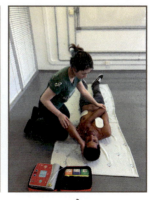

1	2	3
Caso a vítima se torne consciente, informe que ela ficou inconsciente e que o Serviço Médico de Urgência (SAMU) já foi acionado e que ela precisará ficar de lado para aguardá-lo.	Levante o braço esquerdo da vítima em flexão de cotovelo e coloque a palma dessa mão no rosto, para servir de travesseiro.	Coloque a mão direita da vítima sobre o tórax do lado esquerdo.

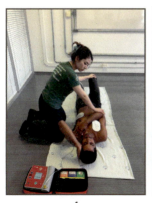 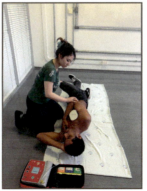 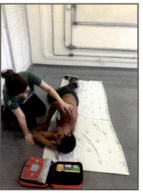

4	5	6
Dobre o joelho direito da vítima.	Vire a vítima, apoiando suas mãos no cotovelo ou ombro direito e no joelho direito dela.	Com a vítima em lateral esquerda, assegure-se de que ela está confortável.

Figura 6.3 – Posição de recuperação em lateral esquerda no caso de a vítima se tornar consciente.
Fonte: Acervo dos autores.

Atenção

- Mantenha os eletrodos conectados na vítima e o DEA ligado até a chegada do Serviço Médico de Emergência ou do resgate.
- Mantenha-se ao lado da vítima até a chegada do Serviço Médico de Emergência ou do resgate.

KIDS SAVE LIVES
BRASIL

CAPÍTULO 7

PRINCÍPIOS DO TREINAMENTO COM DESFIBRILADOR EXTERNO AUTOMÁTICO (DEA) PARA RESSUSCITAÇÃO CARDIOPULMONAR EM ADULTOS

KIDS SAVE LIVES
BRASIL

O DEA é a sigla de desfibrilador externo automático. É um aparelho de utilização simples que analisa o ritmo cardíaco e propicia choque elétrico de maneira controlada para reverter (desfibrilar) o quadro de fibrilação ventricular ou de taquicardia ventricular em uma vítima.

O DEA é um aparelho microprocessado, provido de um sistema de voz que auxilia o cidadão leigo com um passo a passo, e verifica se o ritmo cardíaco da vítima é chocável (https://suportebasicodevida.com.br/dea/). Durante a análise do ritmo cardíaco, não pode haver movimento externo porque essa análise é feita por um osciloscópio dentro do DEA.

O DEA é externo porque faz conexão com a vítima por meio de eletrodos externos.

O DEA no Brasil é um aparelho semiautomático porque realiza a análise do ritmo cardíaco a cada 2 minutos com duração entre 5 e 12 segundos mas não dá choque automaticamente. O choque é disparado pela pessoa que atende a vítima. Saiba mais em Anexo 5.

A Figura 7.1 mostra simplificadamente a sequência de análise do DEA.

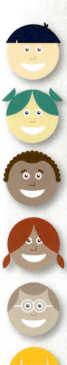

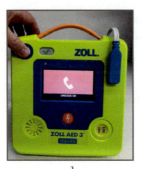
1
Ligue o DEA.

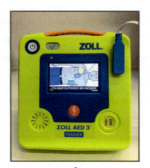
2
Conecte os eletrodos no tórax da vítima.

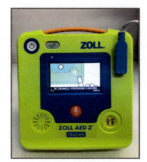
3
Se criança, aperte o botão de criança.

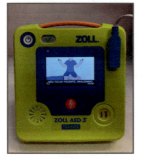
4
Não toque na vítima, analisando o ritmo.

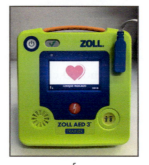
5
Se "CHOQUE RECOMENDADO", peça para as pessoas se afastarem e não tocarem na vítima. Avise que o choque será dado em 3 e comece a contar: "UM, DOIS E ..."

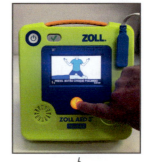
6
Se DEA "CARREGADO", diga "TRÊS" e dispare o choque.

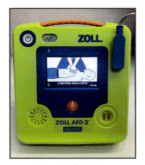
7
Reinicie imediatamente a RCP com compressões efetivas.

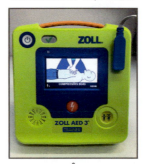
8
Caso as compressões não sejam efetivas, o DEA indicará compressões mais fortes.

Figura 7.1 – Demonstrativo de uso de um desfibrilador externo automático (DEA) com *feedback* sobre a RCP.
Fonte: Acervo dos autores.

Atenção

Há situações especiais que exigem cautela na colocação das pás:

- Excesso de pelos no tórax: remover o excesso de pelos, somente da região onde serão posicionadas as pás (ou eletrodos).
- Tórax molhado: se o tórax da vítima estiver molhado, secar por completo; se ela estiver sobre uma pequena poça d'água não há problema. Porém, se essa poça também envolver o socorrista, remover a vítima para outro local o mais rápido possível.
- Marca-passo ou cardioversor-desfibrilador implantável (CDI): para aplicação das pás, posicione a pá abaixo do dispositivo ou opte por outro posicionamento das pás (uma pá na região anterior do tórax e a outra pá na região do dorso).
- Adesivos de medicamentos: remover o adesivo se estiver no local onde serão aplicadas as pás do DEA; enxugue, se necessário.

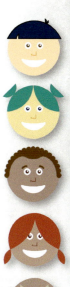

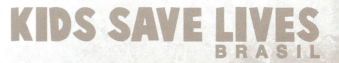

CAPÍTULO 8

PRINCÍPIOS DO TREINAMENTO SOBRE ASSISTÊNCIA DE LEIGOS NA PARADA CARDIORRESPIRATÓRIA EM CRIANÇAS

KIDS SAVE LIVES
BRASIL

Qual é o problema?

A PCR é caracterizada pela interrupção da circulação sanguínea, resultante da falta de oxigenação e/ou inatividade ou ineficácia da contratilidade cardíaca.

Como acontece?

Enquanto em adultos a PCR geralmente é de origem cardíaca, em crianças a PCR é geralmente decorrente da progressão da insuficiência respiratória e/ou do choque circulatório, sendo bem menos numerosos os casos de origem cardíaca (fibrilação ventricular ou taquicardia ventricular), que correspondem a menos de 15% das ocorrências extra-hospitalares.

A PCR na criança fora do ambiente hospitalar é um evento raro (aproximadamente 2,3 a 8 eventos para cada 100 mil crianças. De todas as PCRs que ocorrem, apenas 1,5 a 2,2% são em crianças. Porém, quando ocorre, está relacionado com alta mortalidade e com danos neurológicos graves. A sobrevida na ressuscitação após PCR na infância é muito ruim (7 a 11%), e parte fica com sequelas neurológicas graves. Apenas 31% dessas crianças têm bom prognóstico neurológico. Quando a ressuscitação é por parada respiratória sem haver a parada cardíaca, a sobrevida alcança 75 a 90%, se o atendimento for rápido e bem executado, e, na maior parte das vezes, não haverá danos neurológicos. Por isso, é importante ter os conhecimentos acerca do Suporte Básico de Vida [De Caen et al., 2015, Sakano, 2017].

Aprenda o que fazer

A sequência de atendimento é similar ao atendimento em adultos: reconhecer precocemente a PCR, acionar o Serviço Médico de Emergência e iniciar as ações adequadas e de alta qualidade o mais rapidamente possível.

CAPÍTULO 9

PRINCÍPIOS DO TREINAMENTO COM DESFIBRILADOR EXTERNO AUTOMÁTICO (DEA) PARA RESSUSCITAÇÃO CARDIOPULMONAR EM CRIANÇAS

O DEA pode ser utilizado em crianças, com exceção das recém-nascidas. Trata-se de um aparelho seguro que identifica os ritmos cardíacos que são chocáveis. Há vários tipos, e alguns DEAs podem simultaneamente oferecer *feedback* ou retorno de como estão as compressões torácicas durante a RCP (Figura 7.1).

A carga fixa aproximada de uma descarga elétrica do DEA corresponde a aproximadamente 250 Joules. Entretanto, o uso de pás pediátricas (ou eletrodos) com atenuadores de carga é recomendado em crianças menores de 8 anos ou com peso inferior a 30 kg, pois reduz a carga fixa para 50 a 75 Joules.

As pás devem ser posicionadas abaixo da clavícula direita e na axila esquerda, abaixo do mamilo. Na indisponibilidade de pás pediátricas, as pás de adulto podem ser utilizadas em crianças. Como as pás não podem se tocar, e caso a criança seja muito pequena, coloca-se uma pá na frente do tórax (polo positivo) e outra pá no dorso da criança (polo negativo).

Lactentes (0-12 meses): um desfibrilador manual é preferível; se não estiver disponível, utilize o DEA com pás pediátricas e/ou atenuador de carga. Se este também não estiver disponível, utilize pás de adulto, uma pá posicionada anteriormente no tórax e a outra pá posicionada no dorso (entre as escápulas); o prejuízo para o miocárdio é mínimo e há bons benefícios neurológicos [De Caen et al., 2015, Sakano, 2017].

Atenção

- O DEA fornecerá todas as orientações necessárias ao atendimento.
- Siga as instruções do DEA.
- O DEA avaliará o ritmo cardíaco a cada 2 minutos e recomendará se há necessidade de choque ou não. No caso de choque NÃO recomendado, mantenha a RCP até a chegada de outra pessoa com treinamento ou do suporte avançado.

CAPÍTULO 10

PRINCÍPIOS DO TREINAMENTO SOBRE ASSISTÊNCIA DE LEIGOS NA PARADA CARDIORRESPIRATÓRIA EM LACTENTES (até 12 meses)

Parada cardiorrespiratória no bebê presenciada

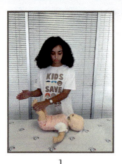

1 Verifique a responsividade do bebê, chamando: "Bebê, bebê, bebê".

PEÇA AJUDA, LIGUE 192

2 Se não houver resposta ou movimento da criança, peça ajuda (ligue 192).

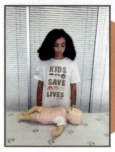

3 Verifique a respiração do bebê. Se não respira, inicie imediatamente a RCP.

Parada cardiorrespiratória no bebê NÃO presenciada

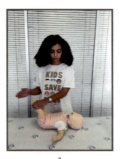

1 Verifique a responsividade do bebê, bata com firmeza nos pés dos bebês e fale: "Bebê, bebê, bebê".

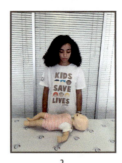

2 Verifique a respiração do bebê. Se não responde e não respira, inicie imediatamente a RCP.

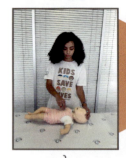

3 Inicie a RCP com 30 compressões no meio do tórax, 100-120 compressões por minuto, profundidade de 4 cm, e assegure o retorno do tórax após a compressão.

KIDS SAVE LIVES BRASIL

O treinamento em crianças menores de 12 meses divide-se em duas situações de parada cardiorrespiratória: não presenciada e presenciada (Figura 10.1).

Figura 10.1 – Esquema demonstrativo de como agir na PCR de lactentes (0 a 12 meses) presenciada e não presenciada. Observe que o momento de pedir ajuda é diferente.
Fonte: Acervo dos autores.

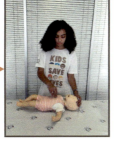
4
Inicie a RCP com 30 compressões no meio do tórax, 100-120 compressões por minuto, profundidade de 4 cm, e assegure o retorno do tórax após a compressão.

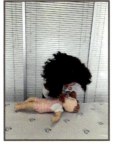
5
Em seguida, realize 2 ventilações rápidas cobrindo boca e nariz do bebê.

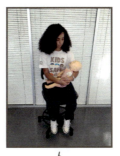
6
Continue séries de 30 compressões e 2 ventilações até que a criança retorne. Se retornar, coloque-a em posição de recuperação.

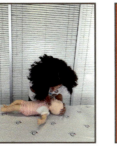
4
Em seguida, realize 2 ventilações rápidas cobrindo boca e nariz do bebê. Complete 5 séries de 30 compressões e 2 ventilações.

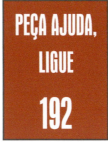
5
Peça ajuda (ligue 192).

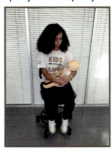
6
Continue as séries de 30 compressões e 2 ventilações até que o bebê retorne. Se retornar, coloque-a em posição de recuperação, sentada.

KIDS SAVE LIVES
BRASIL

CAPÍTULO 11

PRINCÍPIOS DO TREINAMENTO SOBRE ASSISTÊNCIA DE LEIGOS NO ENGASGO/OBSTRUÇÃO COMPLETA DA VIA AÉREA POR CORPOS ESTRANHOS

KIDS SAVE LIVES
BRASIL

Qual é o problema?

Um engasgo é caracterizado pela obstrução da via aérea. Ele ocorre quando um objeto estranho se aloja na via aérea, dificultando ou impedindo a passagem de ar. O engasgo é considerado uma emergência, e os casos mais graves podem levar a vítima à morte.

A obstrução da via aérea pode ser parcial ou total. Quando o engasgo é parcial, a vítima consegue tossir, falar, chorar e emitir sons, o que demonstra que ainda há alguma passagem de ar pela via aérea.

Quando a obstrução da via aérea é total, a vítima não consegue tossir ou falar e, instintivamente, faz o "sinal do engasgo" (Figura 11.1). Em bebês, o engasgo total é identificado pela presença de lábios arroxeados, ausência de choro e de tosse e, por estar sem ar, pode ficar não responsivo ("molinho").

É importante lembrar de NUNCA tentar retirar o objeto estranho da boca da vítima, pois ele pode ser empurrado para dentro da via aérea, piorando a situação.

Como acontece?

Na maior parte dos casos, o engasgo ocorre quando acidentalmente um alimento é direcionado para o trato respiratório. Na deglutição normal, o alimento passa da boca para a faringe (estrutura comum tanto ao trato respiratório quanto ao digestório) e, por meio da ação da epiglote (uma espécie de válvula), é direcionado para o esôfago (tubo conectado ao estômago). Ou seja, se a epiglote não funcionar adequadamente ou se a pessoa tentar engolir ao mesmo tempo que fala, dá risada ou respira, pode ocorrer o engasgo com a obstrução da via aérea pelo objeto/alimento. No caso dos bebês, o engasgo está muito associado à aspiração de leite regurgitado e pela introdução na boca de objetos não comestíveis, como moedas, peças pequenas de brinquedos, tampas etc.

De acordo com o Centro de Controle de Doenças e Prevenção Americano [CDC, 2019], o engasgo é uma das causas mais comuns de morte não intencional naquele país. Muitos casos não são reportados, pois são breves e resolvidos sem necessidade de atendimento médico. Todavia, entre os casos reportados, a maioria dos episódios (80%) ocorre em crianças e adolescentes menores de 15 anos de idade.

A taxa de mortalidade por engasgo é maior em crianças, adolescentes e idosos. Engasgos por objeto estranho ou alimentos resultaram em 162 mil mortes (2,5 mortes a cada 100 mil habitantes) em 2013, comparado com 140 mil mortes (2,9 mortes por 100 mil habitantes) em 1990.

No Brasil, os engasgos são especialmente fatais em crianças. Dados da ONG Criança Segura mostram que cerca de 700 crianças e adolescentes morrem por obstrução de vias aéreas por corpos estranhos, ocupando assim o terceiro lugar no *ranking* nacional de mortes de crianças vítimas de acidentes. As causas de obstrução da via aérea em lactentes incluem principalmente a aspiração de leite regurgitado, chicletes, balas e pequenos objetos. Já em adultos, as causas mais frequentes incluem alimentos (principalmente carnes), próteses e fragmentos dentários etc. Os sinais mais comuns são: sinal universal de asfixia (agarrar o pescoço com as duas mãos), incapacidade de falar ou tossir e esforço respiratório exagerado.

Aprenda o que fazer

O primeiro passo ao presenciar um engasgo é manter a calma.

Em seguida, identifique se há uma obstrução total ou parcial da via aérea.

Se for uma obstrução parcial da via aérea, você pode estimular a vítima a continuar tossindo e, no caso de bebê, coloque-o em posição confortável.

No caso de obstrução total, ligue ou peça para alguém ligar para o 192 e comunicar a ocorrência. Enquanto espera a chegada do Serviço Médico de Urgência, realize as manobras de desengasgo.

A) Engasgo completo em adulto

Para desengasgar adultos, utiliza-se a manobra de Heimlich, que é a compressão rápida e abrupta na porção superior do abdome com o objetivo de causar um rápido aumento da pressão intratorácica para que o corpo estranho seja expelido da via aérea.

A manobra de Heimlich pode ser feita apenas em crianças acima de 1 ano e é apresentada em sequência na Figura 11.1.

1 — Vítima com sinal universal de engasgo. Pergunte se ela está engasgada e se pode ajudar.
2 — Peça ajuda (ligue 192).
3 — Coloque as mãos ao redor da vítima.
4 — Localize o local de compressão acima do umbigo.
5 — Com as duas mãos, realize movimentos em J para expulsar o ar dos pulmões da vítima.
6 — Repita a manobra até que a vítima desengasgue.

Observação lateral

Observação lateral sem vítima

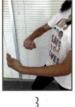 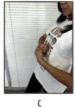

Figura 11.1 — Esquema demonstrativo da manobra de Heimlich em adultos desde o sinal universal de engasgo até o desengasgo da vítima.

Fonte: Acervo dos autores.

Atenção

- Se o adulto se tornar inconsciente, coloque-o sobre uma superfície firme e reta. Chame ajuda. Se estiver sozinho, ligue para o 192 e coloque o telefone no viva voz, para ter as mãos livres. Inicie a RCP com as compressões torácicas de alta qualidade. Após 30 compressões, abra a via aérea e inspecione visualmente (nunca com movimento de varredura).
- Caso o corpo estranho esteja visível, retire-o com os dedos em movimento de pinça. Se o corpo estranho não estiver visível, reinicie a RCP.

KIDS SAVE LIVES BRASIL

B) Engasgo completo em mulheres grávidas e pessoas obesas

A manobra de Heimlich em pessoas obesas ou em gestantes (quando o útero já ultrapassou a linha da cicatriz umbilical) deve ser realizada de maneira adaptada. A Figura 11.2 demonstra a manobra em gestante.

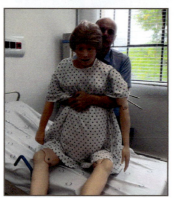

As mãos devem ser posicionadas logo acima da barriga da vítima, na base do tórax.

Figura 11.2 – Esquema demonstrativo da manobra de Heimlich em gestantes
Fonte: Acervo dos autores.

C) Engasgo completo em criança (1 a 8 anos)

Nas crianças, deve-se proceder de maneira semelhante ao caso dos adultos. A única diferença pode corresponder à etapa do posicionamento. A pessoa que ajuda deverá posicionar-se atrás da criança, de um dos seguintes modos: em pé, com a sua perna dominante entre as pernas da vítima, ou de joelhos, caso haja muita diferença de altura entre a pessoa que ajuda e a criança.

Deve-se repetir as demais etapas citadas na Figura 7.1. Caso não ocorra a expansão torácica, realizar a manobra de Heimlich até que o objeto seja expelido.

Atenção
- Durante a RCP, não aplique muita pressão sobre a parte inferior do tórax da criança, pois isso pode ocasionar dano.
- Se a criança se tornar inconsciente, coloque-a sobre uma superfície firme e reta. Chame ajuda. Se estiver sozinho, ligue para o 192 e coloque o telefone no viva voz para ter as mãos livres. Inicie a RCP imediatamente. Caso o corpo estranho esteja visível na boca da vítima, retire-o com os dedos em movimento de pinça.

D) Engasgo completo no lactente (0 a 12 meses)

A técnica utilizada para desobstrução da via aérea em bebês inclui a combinação de 5 compressões torácicas e 5 golpes nas costas, conforme demonstrado na Figura 11.3.

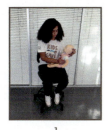
1
Observe se o bebê está engasgado.

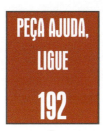
2
Peça ajuda (ligue 192).

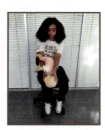
3
Coloque o bebê de cabeça e barriga para baixo, segurando sua face e cabeça com as mãos.

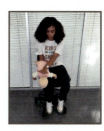
4
Com o bebê seguro, realize 5 compressões efetivas com a palma da mão no meio do dorso do bebê no sentido da cintura para os ombros.

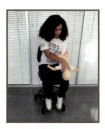
5
Vire o bebê com segurança, com a barriga para cima.

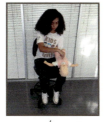
6
Posicione 2 dedos da mão no meio do tórax do bebê longitudinalmente e realize 5 compressões efetivas.

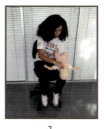
7
Alterne as manobras de desengasgo com o bebê de barriga para cima até a expulsão do material, que deve ser retirado da boca do bebê com um movimento de pinça.

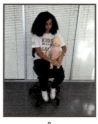
8
Coloque o bebê em posição de recuperação, sentado.

Figura 11.3 – Demonstrativo de como agir no engasgo completo em bebê.
Fonte: Acervo dos autores.

Atenção

- NUNCA devemos tentar retirar o objeto estranho da boca da vítima com os dedos na forma de "busca às cegas". Você pode acabar empurrando mais o objeto ou alimento para dentro da via aérea, induzir vômito ou ser mordido pela criança, piorando a situação!
- Ao observar o objeto ou alimento na boca da criança, ele pode ser retirado com os dedos em forma de pinça.
- Caso o bebê fique inconsciente, ou seja, fique "molinho", não se movimente, não chore, não respire, pode ser que tenha evoluído para uma PCR por falta de oxigenação. Coloque-a sobre uma superfície firme e reta e inicie a RCP imediatamente, como demonstrado na Figura 10.1.

KIDS SAVE LIVES BRASIL

CAPÍTULO 12
PRINCÍPIOS DO TREINAMENTO SOBRE ASSISTÊNCIA DE LEIGOS NO INFARTO AGUDO DO MIOCÁRDIO

KIDS SAVE LIVES
BRASIL

Qual é o problema?

O infarto agudo do miocárdio (IAM) é popularmente conhecido como ataque cardíaco. O IAM é uma das principais causas de morte e de incapacidade em todo o mundo. No Brasil, atualmente é a principal causa de morte em homens e mulheres [Mansur e Favarato, 2016].

Como acontece?

O IAM ocorre quando a circulação de sangue (via artérias coronárias) para uma parte do coração é interrompida, causando necrose do músculo cardíaco. A principal causa é a placa de gordura no interior da artéria chamada de placa aterosclerótica. O aparecimento e o crescimento dessa placa dependem de fatores de risco, e entre os principais estão a hipertensão arterial, o tabagismo, o diabetes e os níveis elevados de colesterol e de glicose no sangue. Quanto maior o número e a intensidade ou falta de controle desses fatores, mais rapidamente se desenvolve a doença aterosclerótica, aumentando muito o risco de um IAM precoce.

O IAM é mais frequente em pessoas com mais de 60 anos e do sexo masculino (a proporção é de 3 homens para cada 2 mulheres).

Aprenda o que fazer

1. Identifique os sinais e sintomas comuns: em geral a pessoa sente uma dor no meio do peito intensa, aguda e contínua com duração acima de 10 minutos. A dor no peito pode ser referida como sensação de aperto, de peso ou de queimação, podendo ser irradiada para o braço esquerdo, pescoço e região da mandíbula. É comum também a pessoa apresentar ou sentir falta de ar, fraqueza intensa, tontura, sudorese, náuseas e vômitos.

2. Ligue para o 192 e solicite o DEA.

3. Coloque a vítima em posição confortável.

4. Evite que a vítima ande ou carregue peso, mesmo que a dor seja mínima.

5. NÃO dê nada à vítima para comer, beber ou cheirar.

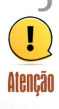
Atenção

- Se a vítima se tornar não responsiva e não respirar, inicie as compressões torácicas efetivas imediatamente e utilize o DEA o mais rápido possível, quando disponível.

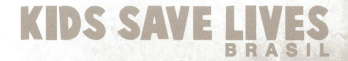

CAPÍTULO 13
PRINCÍPIOS DO TREINAMENTO SOBRE ASSISTÊNCIA DE LEIGOS NO AFOGAMENTO

KIDS SAVE LIVES
BRASIL

Qual é o problema?

Anualmente, 5.700 brasileiros morrem afogados em nossas praias, rios, lagoas, represas, piscinas e áreas espelhadas. A taxa de óbitos no Brasil é de aproximadamente 2,7 mortes/100.000 habitantes (2017) e encontra-se infelizmente acima de outros países. No Brasil, o afogamento é a segunda causa de morte em crianças na faixa de 1 e 4 anos, a terceira causa de morte em pessoas entre 5 e 14 anos e a quarta causa de morte em pessoas entre 15 e 19 anos. Esses dados nos colocam infelizmente como um dos países com o maior número de mortes por afogamento em todo mundo, e nossas crianças são as maiores vítimas.

Existem variações quanto à idade e ao local dos afogamentos. As crianças de 1 a 9 anos se afogam mais por queda em piscinas em casa e em seu entorno. As crianças que sabem nadar se afogam mais por sucção pela bomba em piscina. As crianças maiores de 10 anos e adultos se afogam mais em rios, represas e mar.

Como acontece?

Felizmente as áreas litorâneas não constituem nossa principal preocupação, pois nestas se concentram excelentes serviços de salvamento aquático, em sua maioria efetuados por Instituições Estaduais do Corpo de Bombeiros e Serviços de Salvamento Municipais, com seus guarda-vidas atuando na prevenção e no resgate com índices semelhantes aos países mais desenvolvidos [Szpilman et al., 2012, Szpilman et al., 2014].

Mas não podemos dizer o mesmo quanto aos afogamentos em água doce (rios, lagos, represas, piscinas residenciais) e locais desguarnecidos, onde se estimam mais de 75% dos casos de óbitos em todo Brasil. O risco do afogamento é muito maior quando subestimamos o perigo e/ou superestimamos nossa competência aquática. A falta de supervisão de nossas crianças perto de um espelho de água é a atitude mais perigosa, pois se subestima o risco e/ou superestima a capacidade da criança de enfrentá-lo. Uma criança perto ou dentro da água tem um risco 200 vezes maior de morrer do que andando em um carro.

O melhor a fazer é prevenir o afogamento. Estima-se que 99% dos afogamentos são evitáveis.

KIDS SAVE LIVES
BRASIL

Aprenda o que fazer

A cadeia de sobrevivência do afogamento (Figura 13.1) de Szpilman e colaboradores [2014] é um passo a passo que inclui todas as ações, desde de como evitar o afogamento até quando levar ao hospital, se necessário. Ela é uma ferramenta de educação no sentido de reduzir os dramáticos números de mortes em meio aquático.

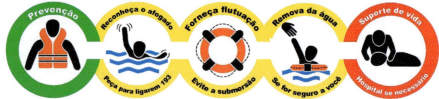

David Szpilman, Jonathon Webber, Linda Quan, Joost Bierens, Luiz Morizot-Leite, Stephen John Langendorfer, Steve Beerman, Bo Løfgren
Creating a drowning chain of survival. Resuscitation (2014), http://dx.doi.org/10.1016/j.resuscitation.2014.05.034

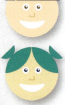

1. Crianças à distância de um braço, mesmo que saibam nadar.
2. Nade onde exista a segurança de guarda-vidas.
3. Restrinja o acesso a piscinas e tanques com o uso de cercas.
4. Sempre utilize colete salva-vidas em barcos e esportes com pranchas.
5. Aprenda natação, medidas de segurança na água e primeiros socorros.

Ao ajudar alguém em perigo na água:
1. Reconheça o afogamento – banhista incapaz de deslocar-se ou em posição vertical na água com natação errática.
2. Peça a alguém que chame socorro (193).
3. Observe ou peça a alguém que vigie a vítima dentro da água enquanto tenta ajudar.
4. Pare o afogamento. Forneça um flutuador.
5. Tente ajudar sem entrar na água – mantenha sua segurança.
6. Use uma vara ou corda para retirar o afogado.
7. Só entre na água para socorrer se for seguro a você, e use algum material flutuante

Para sua própria ajuda:
1. Se você estiver se afogando, não entre em pânico, acene por socorro e flutue.

1. Se o afogado não estiver respirando, inicie a RCP com ventilação imediatamente.
2. Se houver respiração, permaneça junto ao afogado até a ambulância chegar.
3. Procure hospital se houver qualquer sintoma.

Figura 13.1 – Esquema de Szpilman e colaboradores [2014] mostra a cadeia de sobrevivência no afogamento, com alertas para conhecer os riscos, respeitar seus limites e saber intervir.

Fonte: Elaborado pelos autores.

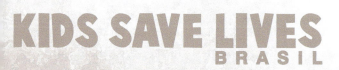

1 Previna

- Supervisão 100% em crianças à distância de um braço na água ou em seu entorno
- A escolha de locais com guarda-vidas presente aumenta muito a segurança, mas nem por isso se descuide de sua criança.
- Restrinja o acesso a piscinas, tanques e outras áreas espelhadas com o uso de cercas.
- Use sempre um colete salva-vidas quando utilizar embarcações (barco, caiaque ou outras).
- Aprenda natação e habilidades de ajudar outros em perigo na água.
- Nade sempre acompanhado.

Atenção

- As dicas de prevenção não estão limitadas às descritas aqui; existem muitas outras.

2 Reconheça os sinais de um afogamento

- O primeiro desafio é o de reconhecer uma pessoa em perigo na água e saber como agir com segurança. Diferente do clássico aceno de mão pedindo socorro, a vítima que mais está em apuros não tem força para avisar ou gritar alertando de sua situação de perigo iminente, pois usa todas as suas forças para manter-se na superfície. Usualmente o indivíduo mostra um nado errático e na posição vertical, o que, em muitos casos, passa despercebido aos olhos não treinados para isso.
- Peça a alguém que chame por socorro profissional ligando 193. Atrasos na ativação de serviços de resgate profissional aumentam o risco de afogamento fatal.
- Observe ou peça a alguém que vigie a vítima dentro da água enquanto tenta ajudar. Fique atento para ajudar sem se tornar uma segunda vítima. Tente ajudar sem entrar na água – mantenha sua segurança.

KIDS SAVE LIVES
BRASIL

3 Forneça flutuação

- Interrompa o processo de afogamento fornecendo flutuação para a vítima com objetos tais como garrafas de plástico vazias, pranchas de surfe, geladeira ou outros materiais de isopor, espumas diversas e madeiras.

- Levando em consideração o número de leigos que se afogam ao tentar salvar outros, a prioridade é ajudar jogando o material de flutuação, sem entrar na água, se possível. Se você estiver se afogando, não entre em pânico: acene por socorro e flutue.

4 Remova a vítima da água

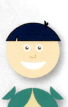

- Remova a vítima da água, somente se for seguro fazê-lo. Retirar a vítima da água é essencial para proporcionar um tratamento definitivo ao processo de afogamento. Várias estratégias para a retirada podem ser usadas: ajudar a vítima a sair da água, apontando direções e locais mais próximos e mais seguro para ela sair; sempre que possível, tentar ajudar a retirar a vítima sem entrar totalmente na água, utilizando técnicas de salvamento como jogar algum equipamento para ela (corda, vara, galho de árvore ou outros). Se tudo o mais falhar, o socorrista leigo pode então considerar sua entrada na água, sabendo que a entrada de uma pessoa inexperiente na água para salvar alguém é extremamente perigosa e não é recomendado. Só entre na água para socorrer se for seguro a você, e use algum material flutuante.

5 Permaneça junto à vítima

- Se o afogado estiver respirando, permaneça junto dele até a ambulância chegar. Se não estiver respirando, inicie a RCP com ventilação imediatamente. Abra a via aérea, suspendendo o queixo e abaixando a testa, e faça 5 ventilações (boca a boca). Procure um hospital, se necessário.

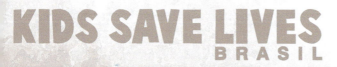

Atenção

- O afogamento não é acidente e não acontece por acaso. Existe prevenção, e essa é a melhor forma de tratamento.
- A única garantia 100% contra o afogamento é nunca estar dentro ou ao redor da água.
- Com atitudes simples se reduzem 90% dos afogamentos.
- Quanto maior a adesão às medidas de prevenção em afogamentos, melhores serão os resultados.

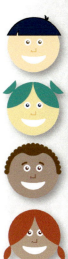

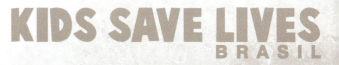

CAPÍTULO 14
FORMAÇÃO DE MULTIPLICADORES NA UNIVERSIDADE

Os fluxogramas a seguir contextualizam as atividades de:

1. Planejamento, organização e desenvolvimento do KIDS SAVE LIVES BRASIL® nas unidades escolares de ensino superior (Figura 14.1) e de ensino fundamental e médio (Figura 14.2);

2. Análise de conhecimentos pré-treinamentos KIDS SAVE LIVES BRASIL®;

3. Análise por checagem de lista de conhecimentos, habilidades e atitudes desenvolvidas no KIDS SAVE LIVES BRASIL® na Unidade;

4. Desenvolvimento de material didático para divulgação na comunidade, impresso e via mídia social;

5. Atividades práticas *in loco*; e

6. Análise de autopercepção de aprendizado e de satisfação com a experiência KIDS SAVE LIVES BRASIL®.

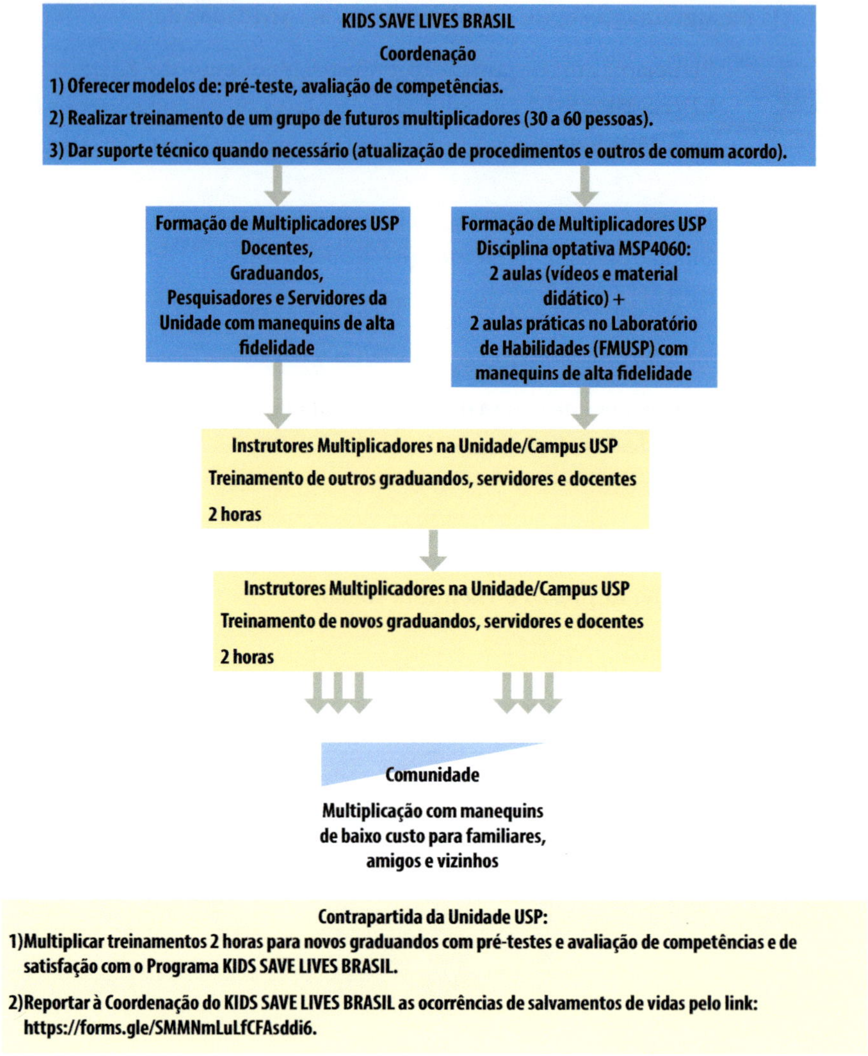

KIDS SAVE LIVES BRASIL
Coordenação
1) Oferecer modelos de: pré-teste, avaliação de competências.
2) Realizar treinamento de um grupo de futuros multiplicadores (30 a 60 pessoas).
3) Dar suporte técnico quando necessário (atualização de procedimentos e outros de comum acordo).

Formação de Multiplicadores USP
Docentes,
Graduandos,
Pesquisadores e Servidores da Unidade com manequins de alta fidelidade

Formação de Multiplicadores USP
Disciplina optativa MSP4060:
2 aulas (vídeos e material didático) +
2 aulas práticas no Laboratório de Habilidades (FMUSP) com manequins de alta fidelidade

Instrutores Multiplicadores na Unidade/Campus USP
Treinamento de outros graduandos, servidores e docentes
2 horas

Instrutores Multiplicadores na Unidade/Campus USP
Treinamento de novos graduandos, servidores e docentes
2 horas

Comunidade
Multiplicação com manequins de baixo custo para familiares, amigos e vizinhos

Contrapartida da Unidade USP:
1) Multiplicar treinamentos 2 horas para novos graduandos com pré-testes e avaliação de competências e de satisfação com o Programa KIDS SAVE LIVES BRASIL.
2) Reportar à Coordenação do KIDS SAVE LIVES BRASIL as ocorrências de salvamentos de vidas pelo link: https://forms.gle/SMMNmLuLfCFAsddi6.

Figura 14.1 – Fluxograma demonstrativo para as unidades da Universidade de São Paulo para desenvolvimento e aquisição de conhecimentos, habilidades e atitudes em situações de emergência.

Fonte: Elaborado pelos autores.

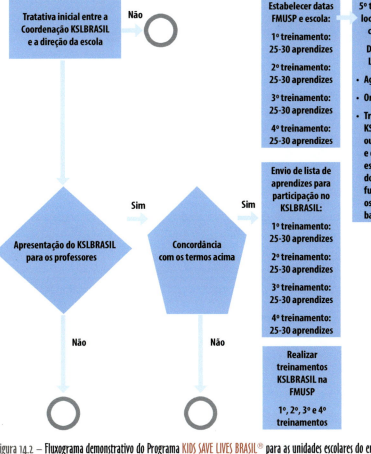

Figura 14.2 – Fluxograma demonstrativo do Programa KIDS SAVE LIVES BRASIL® para as unidades escolares do ensino fundamental e médio para desenvolvimento e aquisição de conhecimentos, habilidades e atitudes em situações de emergência, adaptado de Nakagawa NK e colaboradores [2019].

Fonte: Elaborado pelos autores.

CAPÍTULO 15
METAS E INDICADORES DO PROGRAMA KIDS SAVE LIVES BRASIL®

Entre as metas e os indicadores estão:

Meta 1

Orientar sobre a importância da prevenção de fatores de risco para o desenvolvimento de doenças cardiovasculares.

Indicadores:

1. respostas a questionários estruturados e semiestruturados pré-treinamentos; e
2. número de participantes.

Meta 2

Estimular conhecimentos e desenvolver habilidades e atitudes em crianças, adolescentes e adultos na identificação e ações iniciais em situações de emergência na comunidade.

Indicadores:

1. análise de respostas a questionários estruturados e semiestruturados pré e pós-treinamentos de conhecimentos, habilidades e atitudes;
2. análise de aquisição de conhecimentos, habilidades e atitudes por meio de checagem de lista; e
3. análise de satisfação com a experiência KIDS SAVE LIVES BRASIL®.

Meta 3

Divulgar e difundir o programa e os resultados para a sociedade.

Indicadores:

1. número de materiais didáticos e/ou de difusão criados de acordo com faixas etárias;
2. número de acessos e de comentários em mídia social;
3. análise de respostas individuais a questionários estruturados e semiestruturados;
4. número de publicações (cartas ao editor, artigos, resumos de eventos científicos);
5. número de *workshops*, palestras, conferências, apresentações e treinamentos longos (Figura 15.1) e curtos (Figura 15.2) KIDS SAVE LIVES BRASIL®;

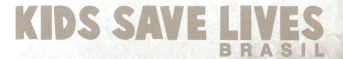

6   número de adesões ao uso de manequim de baixo custo para multiplicação dos conhecimentos, habilidades e atitudes em situações de emergência; e

7   relatos de salvamentos de vidas por meio do *link* https://forms.gle/2r4odYAAwwisEefq8 ou envio de depoimentos escritos ou audiovisuais para a coordenação do Programa (kids.savelivesbrasil@fm.usp.br).

Meta 4

Desenvolver parcerias com unidades, *campus*, instituições, empresas e/ou governo para formação de multiplicadores, ampliação e sustentabilidade do programa com replicação anual do KIDS SAVE LIVES BRASIL® nas unidades escolares.

Indicadores:

1   número de convênios e identificação de instituições parceiras;

2   número de eventos;

3   número e identificação de pessoas treinadas;

4   número de acompanhamentos das unidades escolares; e

5   número de atualizações e/ou retreinamentos das unidades escolares.

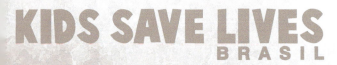

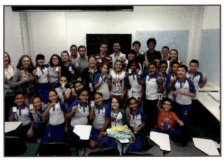
1
Escola Municipal Josafá Tito Figueiredo – Guarulhos
13/4/2018

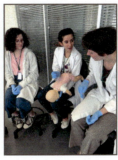
2
Disciplina Optativa
MSP4060 – FMUSP
3/10/2019

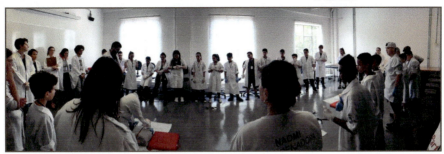
3
Escola Estadual Profa. Antonieta Borges Alves – Diadema 17/10/2019

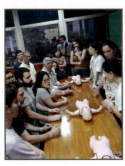
4
Escola Politécnica da
USP – Engenharia Civil
18/10/2019

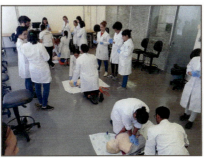
5
Liga de Fisioterapia Cardiorrespiratória e
Terapia Intensiva 11/10/2019

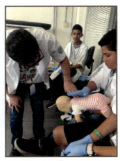
6
Escola Estadual Profa.
Antonieta Borges Alves –
Diadema 31/10/2019

Figura 15.1 – Demonstrativo de atividades em laboratório de habilidades do treinamento KIDS SAVE LIVES BRASIL® com manequins de alta fidelidade (adulto, criança e bebê).

Fonte: Acervo dos autores.

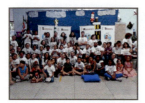

1
Escola do Município de Guarulhos Josafá Tito Figueiredo – Guarulhos 6/12/2018

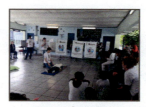

2
Escola Estadual Professor Antônio Alves Cruz – São Paulo 8/12/2018

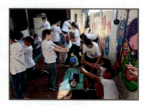

3
Congresso Paulista de Anestesiologia – ão Paulo 28/4/2019

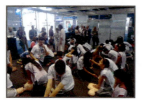

4
Congresso Paulista de Anestesiologia – São Paulo 28/4/2019

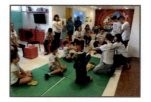

5
Congresso Paulista de Neurologia – Guarujá 1/6/2019

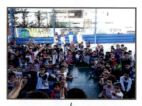

6
Escola Estadual Professora Elza Saraiva Monteiro – São Paulo 7/6/2019

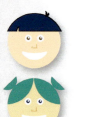

7
Vestibulandos pelo Departamento Científico FMUSP – São Paulo 24/8/2019

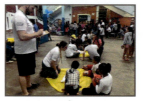

8
Escola Estadual Dr. Júlio Pignatari – Santo André 14/9/2019

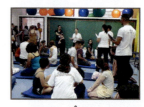

9
Departamento de Fisioterapia, Fonoaudiologia e Terapia Ocupacional USP – São Paulo 14/10/2019

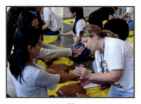

10
Instituto do Coração HCFMUSP – São Paulo 16/10/2019

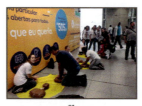

11
Estação do Metrô Vila Prudente – São Paulo 25/10/2019

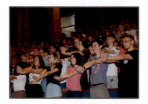

12
Recepção de Calouros FMUSP – São Paulo 18/2/2020

Figura 15.2 – Demonstrativo de atividades de treinamento KIDS SAVE LIVES BRASIL® de curta duração com manequins de baixa fidelidade ou de baixo custo na comunidade escolar e em outros locais.

Fonte: Acervo dos autores.

Para facilitar a multiplicação dos conhecimentos, habilidades e atitudes em pessoas interessadas em salvar vidas, o treinamento de RCP pode ser realizado com manequins de baixa fidelidade ou de baixo custo. Entre os modelos infláveis, destacamos o *CPR Anytime* ou *Mini Anne Plus* (https://www.laerdal.com/br/products/simulation-training/resuscitation-training/mini-anne-plus/). Entre os modelos de baixo custo com materiais recicláveis, destacam-se 3 modelos descritos:

1. Em 2011, o Dr. Saul Drajer, da Clínica de la Esperanza, Buenos Aires, Argentina, publicou uma carta ao editor na revista *Resuscitation* mostrando um manequim de baixo custo feito com garrafa plástica reciclável de 5 litros, uma mola de metal, dois discos de madeira, uma caixa plástica e um balão inflável. Com esse modelo de cabeça e tórax, o Dr. Saul mostrou que era possível verificar compressões e ventilações durante o treinamento de RCP incluindo também marcação de segurança no processo xifoide para não se comprimir nesse local [Drajer, 2011].

2. Em 2016, a Sociedade de Cardiologia do Estado de São Paulo (SOCESP) apresentou um manequim de baixo custo chamado de "Guizinho", feito com uma garrafa plástica reciclável e uma camiseta preenchida com papel ou espuma (https://www.youtube.com/watch?v=EO6GltwBvTc&feature=youtu.be). O manequim foi apresentado no projeto "Nós cuidamos do seu coração" [SOCESP, 2017] para treinar alunos de escolas públicas a partir de 13 anos, professores, diretores e público em geral a reconhecer uma parada cardíaca, chamar ajuda e iniciar as compressões torácicas. Esse modelo foi apresentado em 2018 pelo Dr. Agnaldo Piscopo e colaboradores da SOCESP em congresso internacional [Piscopo et al., 2018].

3. Em 2019, o Dr. David Szpilman e José Márcio da Silva Silveira apresentaram um manequim de baixo custo que, além das compressões torácicas, possibilitou a realização de ventilações (https://www.youtube.com/watch?v=DNnyGnovkPo).

KIDS SAVE LIVES
BRASIL

CAPÍTULO 16
COMO MANUFATURAR UM MANEQUIM DE BAIXO CUSTO

Mostramos como manufaturar um manequim de baixo custo com materiais recicláveis descrito na Figura 16.1 e é de autoria do Dr. Dr. David Szpilman [https://www.youtube.com/watch?v=DNnyGnovkPo].

KIDS SAVE LIVES
BRASIL

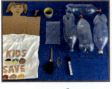 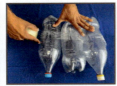 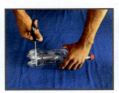 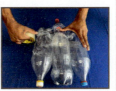

1
Você irá necessitar de:
- 4 garrafas pet de 2,5 L
- 1 tubo de pvc curvo tipo cotovelo
- 1 tesoura ou estilete
- 1 fita adesiva larga
- 2 elásticos
- 1 caneta
- 1 saco plástico
- 1 papelão cortado em formato de boneco
- 1 camiseta

2
Junte as 3 garrafas pet de 2,5 litros uma ao lado da outra (alternadas) com a fita adesiva.

3
Corte a base de uma garrafa pet de 2,5 litros.

4
Coloque essa pet cortada encaixada na base da garrafa pet do meio de 2,5 litros.

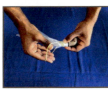 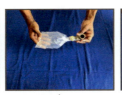 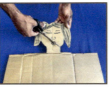 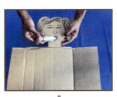

5
Coloque o saco plástico transparente de 0,5 litro encaixado no tubo de PVC curvo, fixe-o com 2 elásticos e teste a insuflação do saco pelo tubo de PVC curvo.

6
Coloque o saco plástico transparente de 0,5 litro encaixado no tubo de PVC curvo, fixe-o com 2 elásticos e teste a insuflação do saco pelo tubo de PVC curvo.

7
Faça uma marcação em forma de cruz na região da boca do manequim de papelão e corte com uma tesoura.

8
Encaixe o tubo de PVC curvo com a sacola plástica na boca do manequim de papelão.

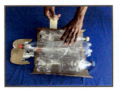 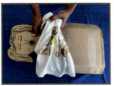 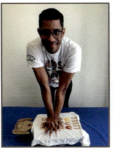 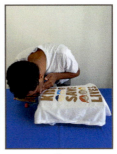

9
Fixe o papelão em todas as garrafas com fita adesiva

10
Vista a camiseta infantil no manequim e fixe-a com fita adesiva.

11
O manequim de baixo custo está pronto para compressões torácicas efetivas!

12
O manequim de baixo custo está pronto para as ventilações!

Figura 16.1 – Demonstrativo de como fazer um manequim de baixo custo para ressuscitação cardiopulmonar de David Szpilman.
Fonte: Acervo dos autores.

CAPÍTULO 17

COMO FAZER OS TREINAMENTOS KIDS SAVE LIVES BRASIL® *IN LOCO* NA COMUNIDADE ESCOLAR

KIDS SAVE LIVES BRASIL

Para as atividades *in loco* na comunidade escolar, sugerimos uma programação simples e instrutiva, passível de ser realizada em 4 horas. Essas atividades podem ser realizadas em qualquer período do dia: matutino, intermediário ou vespertino. No exemplo a seguir, consideramos o período matutino.

Sugestão de programação das atividades na comunidade escolar

Das 8h às 8h15:

- Preparação do ambiente escolar para aula breve sobre AVC agudo.
- Preparação do ambiente escolar para as estações com manequins de baixo custo.

Das 8h15 às 9h:

- Breve explanação sobre o projeto **KIDS SAVE LIVES BRASIL**®.
- Breve explanação sobre o AVC agudo e sinais e sintomas de reconhecimento da situação de urgência e emergência, chamada de ajuda e encaminhamento da vítima para hospital adequado seguindo o aplicativo Rede AVC Brasil.
- Breve explanação sobre engasgo no adulto.

Das 9h às 11h30:

- Breve explanação sobre PCR no adulto.
- Treinamento de RCP considerando as competências (CCCCCC):
    1. Checar segurança do local,
    2. Checar responsividade,
    3. Chamar ajuda 192,
    4. Checar respiração da vítima,
    5. Comprimir efetivamente o tórax da vítima, e
    6. Confortar a vítima que que se tornar consciente em posição de recuperação até a chegada de ajuda (ambulância ou outro serviço médico de urgência).

Das 11h30 às 12h: Encerramento do treinamento *in loco* na comunidade escolar.

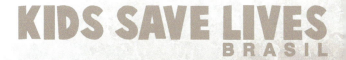

Sugestão de organização de recursos humanos:

1. Número de instrutores/número de manequins de baixo custo: 3:1, sendo 2 voluntários para o treinamento e 1 voluntário para avaliação de competências *in loco*.
2. Número de escolares e professores que serão instrutores do restante da comunidade escolar.
3. Todos os instrutores da Universidade e da comunidade escolar devem assinar presença para receber certificado de participação.

Sugestão de organização de recursos materiais:

1. 4 *banners* sobre AVC (Sorriso, Abraço, Mensagem, Urgência).
2. 1 *banner* de engasgo em adulto.
3. 1 *banner* de RCP em adulto.
4. Tapetes de forração (o número de tapetes dependerá do número de grupos).
5. Número de manequins de baixo custo ou de baixa fidelidade: 1 manequim para cada 3 instrutores da Universidade: 10 estudantes (o número de manequins dependerá do número de instrutores da Universidade).

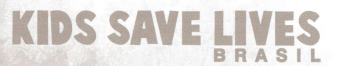

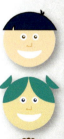

KIDS SAVE LIVES
BRASIL

CAPÍTULO 18
ASPECTOS DE IMPACTO SOCIOEDUCACIONAL E DE SAÚDE NA COMUNIDADE

KIDS SAVE LIVES BRASIL

Ao refletir sobre o impacto do Programa KIDS SAVE LIVES BRASIL® em crianças, adolescentes e adultos na comunidade escolar, pode-se fazer um paralelo com os estudos brasileiros e internacionais de primeiros socorros existentes para essa população. Isso sem contar a possibilidade da difusão do conhecimento adquirido e de sua expansão para além da comunidade escolar, atingindo um público maior, entre amigos, familiares e conhecidos. Esses estudos mostram a força do aprendizado nessa faixa etária e no ambiente escolar na formação do cidadão, sobre o caráter do indivíduo e a cultura da sociedade.

A implementação de programas de educação em saúde requer a participação ativa da escola, apoio maximizado e cooperação dos pais e da comunidade, fortalecendo e ampliando o seu impacto na sociedade. A responsabilidade de fazer um treinamento baseado em diretrizes internacionais, de forma eficaz e com instrutores cidadãos que são graduandos, pós-graduandos, pesquisadores e docentes bem treinados, como é o caso do KIDS SAVE LIVES BRASIL®, pode incentivar indivíduos leigos da comunidade a agirem inicialmente com maior segurança e responsabilidade em caso de AVC agudo, PCR, IAM, engasgo no adulto e no lactente e afogamento, diminuindo as chances de agravos à saúde e morte da vítima [Engeland et al., 2002, Aslan et al., 2006, Fiorucci et al., 2008, Nardino et al., 2014].

As crianças têm a capacidade de aprender e imitar o comportamento dos outros, o que lhes permite construir conhecimentos, habilidades, atitudes e padrões de comportamento. Alguns dos fatores que moldam as percepções da criança sobre a saúde são família, escola, vida social, experiências e interação com o ambiente. A maneira mais eficaz de promover a saúde nas escolas é através do desenvolvimento de programas de educação para a saúde, promovendo procedimentos de aprendizagem e conectando as escolas à realidade social atual. Esses programas visam modificar o comportamento dos estudantes, aumentando sua responsabilidade pessoal, sua autoconfiança, bem como sua capacidade para adotar escolhas positivas de estilo de vida.

Além das vantagens significantes para a saúde e para as atitudes dos estudantes, o ensino de ações em situações de emergência nas escolas de ensino médio permite que os estudantes dominem o modo científico de pensar e de tomar decisões e adotem novas atitudes favoráveis aos valores humanísticos, capacitando-os a oferecer ajuda e a desenvolver as habilidades mentais e sociais necessárias às pessoas civilizadas na era atual.

A experiência internacional mostrou que a implementação completa de programas de educação em saúde exerce alguns efeitos valiosos, tais como melhor qualidade de vida para estudantes e suas famílias, aumento do papel social das escolas, destaque e esclarecimento de problemas relacionados à saúde; os estudantes aprendem a se proteger contra os riscos de hábitos prejudiciais à saúde; em longo prazo, os custos de tratamentos hospitalares podem ser reduzidos; e, finalmente, as comunidades locais podem usar os recursos disponíveis que estimulam as pessoas a se envolverem nesse processo de ensino-aprendizagem ativo [Adelborg et al., 2011, Özyazicioglu et al., 2011].

CAPÍTULO 19
PROJEÇÃO DE DADOS ECONÔMICO-FINANCEIROS DO KIDS SAVE LIVES BRASIL®

Os investimentos iniciais (Tabela 19.1) e os custos e despesas (Tabela 19.2) foram definidos a partir de um projeto piloto KIDS SAVE LIVES BRASIL® realizado com 4 escolas públicas de ensino fundamental e médio das cidades de Guarulhos (1), São Paulo (2) e Diadema (1).

Para realização de cada treinamento em Laboratório de Habilidades do Ensino Superior com 30 participantes aprendizes, 9 instrutores e 1 coordenador, são necessários os seguintes recursos materiais e equipamentos:

Tabela 19.1 – Descritivo de investimentos iniciais para realização dos treinamentos KIDS SAVE LIVES BRASIL® (orçamento geral obtido em agosto de 2019).

	MATERIAL PERMANENTE	QUANTIDADE	VALOR UNITÁRIO (R$)	VALOR TOTAL (R$)
1	Maca	3	396,90	1.190,70
2	Projetor de slides	1	1700,01	1.700,01
3	Lousa	1	73,81	73,81
4	Computador + monitor + mouse + teclado	1	1309,00	1.309,00
5	Cadeira com apoio para anotações	30	179,61	5.388,30
6	Mesa	1	209,00	209,00
7	Cadeira com braços	1	159,90	159,90
8	Almofadas	6	30,00	180,00
9	Lençol sem elástico	3	34,90	104,70
10	Desfibrilador externo automático simulação	3	2.024,00	6.072,00
11	Manequins infláveis	30	427,00	12.810,00
12	Manequim Anne para engasgo	1	1.000,00	1.000,00
13	Manequim Anne torso QRCP	3	932,00	2.796,00
14	Manequim Anne bebê	3	550,00	1.650,00
15	Máscara para ventilação adulto	3	49,50	148,50
16	Máscara para ventilação bebê	3	45,00	135,00
17	Válvula unidirecional	43	39,00	1.677,00
	TOTAL DE INVESTIMENTOS INICIAIS			36.603,92

Fonte: Elaborado pelos autores.

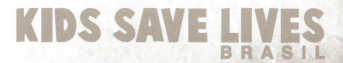

Como recurso humano para a operacionalização do projeto, estima-se uma contratação de profissional do ensino superior, graduado em área da saúde, por 2 dias (um dia de treinamento e um dia de pós treinamento) e, portanto, com custo médio de mão de obra de R$ 188,36 para cada treinamento. Esse profissional da saúde se responsabilizará pelas seguintes funções:

a. auxiliar no gerenciamento e planejamento administrativo, educacional e contábil-financeiro das operações;

b. realizar controle de listas dos participantes com registros escolares, identificação, data de nascimento, endereço eletrônico e outros dados;

c. manufaturar e enviar eletronicamente os certificados; e

d. acompanhar e participar da execução do treinamento.

Para cada treinamento de 4 horas, estima-se o valor total de gasto total de R$ 2.057,29, detalhado na Tabela 19.2.

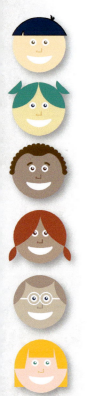

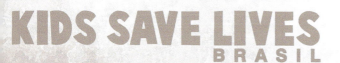

Tabela 19.2 – Descritivo de custos e despesas diretos e indiretos para a realização de um treinamento de 30 aprendizes em Laboratório de Habilidades e uma sala de aula em região central de São Paulo (orçamento geral em julho de 2019)

	GASTOS	QUANTIDADE	VALOR UNITÁRIO (R$)	VALOR TOTAL (R$)
	CUSTOS E DESPESAS DIRETOS			
1	Luvas de procedimentos	43 pares	0,15	6,45
2	Avental descartável	30	1,95	58,50
3	Folder ou folheto explicativo	30	0,51	15,30
4	Gibis	30	2,37	71,10
5	Crachá identificador	30	2,00	60,00
6	Cordão para crachá	30	2,00	60,00
7	Bottom	30	3,35	100,50
8	Formulário de autocompetência (3 folhas impressas)	30	0,15	4,50
9	Formulário de satisfação (2 folhas impressas)	30	0,15	4,50
10	Termo de consentimento livre e esclarecido (3 folhas impressas)	30	0,15	4,50
11	Termo de uso de imagem (1 folha impressa)	30	0,15	4,50
12	Formulário pré-teste (4 folhas impressas)	30	0,15	4,50
13	Camiseta	30	18,00	540,00
14	Kit lanche (1 salgado assado + 1 garrafa 500 mL água + 1 bombom)	43	10,20	438,60
15	Caneta para lousa (azul, preta, vermelha)	3	9,49	28,47
16	Lápis	30	1,00	30,00
	Total de custos e despesas diretos			1.431,42
	CUSTOS E DESPESAS INDIRETOS			
1	Energia elétrica			179,22
2	Água			96,03
3	Limpeza			162,26
	Total custos e despesas indiretos			437,51
	CUSTO DE MÃO DE OBRA			
1	Profissional nível superior da área da saúde			188,36
	GASTO TOTAL DE 1 TREINAMENTO 4h			2.057,29

Fonte: Elaborado pelos autores.

Esses demonstrativos devem ser apreciados com cautela, de acordo com a instituição que realizará o Programa, visto que alguns itens podem ser excluídos ou substituídos.

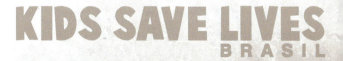

CAPÍTULO 20 CONCLUSÕES E RECOMENDAÇÕES

KIDS SAVE LIVES
BRASIL

O Programa KIDS SAVE LIVES BRASIL® propõe uma intervenção educacional precoce em estudantes da rede de ensino fundamental, médio e superior baseada no desenvolvimento de competências (conhecimentos, habilidades e atitudes) como cuidado à saúde, comunicação, liderança e gestão em situações de PCR, AVC, IAM e engasgo no adulto e no lactente. Com base nas premissas educacionais, legais, análise de viabilidade econômico-financeira, (logística, custos e despesas diretos e indiretos e receitas) e de impactos socioeducativos e em saúde para a comunidade, conclui-se que:

1. O Programa KIDS SAVE LIVES BRASIL® é um método de desenvolvimento e aquisição de competências em saúde para cidadãos leigos em várias faixas etárias, que deve resultar em benefícios educacionais, sociais e de saúde pública, utilizando a simulação como ferramenta de aprendizagem.

2. O programa possui estratégia de ensino-aprendizagem com despesas e custos relativamente modestos.

3. Supervisionado por um profissional da área da saúde, o programa pode ser realizado por qualquer cidadão leigo, que de aprendiz pode se tornar instrutor de escolares do ensino fundamental, médio e superior.

4. É realizado em curto período (4 horas), cuja carga horária é factível com as atividades escolares e acadêmicas, permitindo retreinamentos anuais posteriores em período de 2 horas cada.

5. O programa é simples e facilmente reprodutível seguindo as recomendações:

   a. o fluxograma de seleção de escola a partir do interesse da unidade, definido pela responsabilização do Diretor, do Coordenador e de um Professor como interlocutores ativos desse modelo juntamente com a Coordenação do KIDS SAVE LIVES BRASIL®;

   b. a recomendação de no máximo 10 participantes no Laboratório de Habilidades para cada manequim de alta fidelidade;

   c. o acompanhamento e provimento à unidade escolar quanto às atualizações de sistematização dos procedimentos, quando necessário;

   d. o registro de conhecimentos prévios aos treinamentos;

   e. a análise de satisfação com a experiência do Programa KIDS SAVE LIVES BRASIL;

   f. a análise de competências por checagem de listagem e de autorrelato;

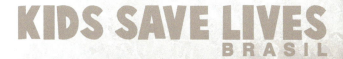

g   o acesso livre aos dados contábeis e financeiros;

h   a busca ativa de parceiros nacionais e internacionais para o desenvolvimento e a ampliação geográfica do Programa **KIDS SAVE LIVES BRASIL**®; e

i   a difusão dos resultados do programa por meio impresso, *workshops,* mídias sociais apresentações em eventos científicos e publicações científicas.

6   Apesar de ser possível quantificar a extensão de sequelas e/ou o número de pessoas salvas por pessoas treinadas em identificação de sinais e sintomas e ações iniciais em AVC agudo, PCR, engasgo no adulto, criança e bebê, IAM e afogamento, as considerações de impacto financeiro do Programa **KIDS SAVE LIVES BRASIL**® se tornam inexpressivas ou questionáveis porque não há como quantificar o valor de uma vida salva!

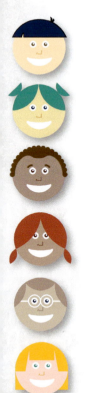

91

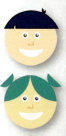

KIDS SAVE LIVES
BRASIL

REFERÊNCIAS BIBLIOGRÁFICAS

Adelborg K, Thim T, Secher N, et al. Benefits and shortcomings of mandatory first aid and basic life support courses for learner drivers. Resuscitation. 2011;82:614-7.

Aslan D, Altntaş H, Yldz AN. Training of "first-aid" trainers: a medical school example in Turkey. European Journal of Emergency Medicine. 2006;13:9-13.

Berdowski J, Berg RA, Tijssen JG, et al. Global incidences of out-of-hospital. cardiac arrest and survival rates: systematic review of 67 prospective studies. Resuscitation. 2010;81:1479-87.

Bernoche C, Timerman S, Polastri TF, et al. Atualização da Diretriz de Ressuscitação Cardiopulmonar e Cuidados de Emergência da Sociedade Brasileira de Cardiologia – 2019. Arquivos Brasileiros de Cardiologia. 2019;113(3):449-663.

Bohn A, Van Aken HK, Möllhoff T, et al. Teaching resuscitation in schools: annual tuition by trained teachers is effective starting at age 10: a four-year prospective cohort study. Resuscitation. 2012;83:619-25.

Böttiger BW, Grabner C, Bauer H, et al. Long term outcome after out-of-hospital cardiac arrest with physician staffed emergency medical services: the Utstein style applied to a midsized urban/suburban area. Heart. 1999;82:674-9.

Böttiger BW, Lockey A, Aickin R, et al. Over 675,000 lay people trained in cardiopulmonary resuscitation worldwide — The "World Restart a Heart (WRAH)" initiative 2018. Resuscitation. 2019;138:15-17.

Cave DM, Aufderheide TP, Beeson J, et al. Importance and implementation of training in cardiopulmonary resuscitation and automated external defibrillation in schools: a science advisory from the American Heart Association. Circulation. 2011;123:691-706.

Center for Disease Control and Prevention. Choking Hazards. 2019. Disponível em: https://www.cdc.gov/nutrition/infantandtoddlernutrition/foods-and-drinks/choking-hazards.html.

De Caen AR, Maconochie IK, Aickin R, et al. Pediatric basic life support and pediatric advanced life support chapter collaborators. Part 6: Pediatric basic life support and pediatric advanced life support: 2015 International Consensus on Cardiopulmonary Resuscitation and Emergency Cardiovascular Care Science with treatment recommendations. Circulation. 2015; 20;132(16):S177-203.

Drajer S. A "threepenny" CPR manikin. Resuscitation. 2011;82(11):1470-1.

Engeland A, Roysamb E, Smedslund G, et al. Effects of first-aid training in junior high schools. Injury Control and Safety Promotion. 2002;9:99-106.

Fiorucci BE, Molina AC, Junior WV, et al. Educação em saúde: abordando primeiros socorros em escolas públicas no interior de São Paulo. Revista Eletrônica de Enfermagem. 2008;10(3):695-702.

Freire P. Educação e Mudança. São Paulo: Paz e Terra; 1979.

Gaba DM. The future vision of simulation in health care. Simul Healthc. 2007;2(2):126-135.

Gräsner JT, Bossaert L. Epidemiology and management of cardiac arrest: what registries are revealing. Best Practice and Research in Clinical Anaesthesiology. 2013;27:293-306.

International Liaison Committee on Resuscitation. About ILCOR. Disponível em: http://www.ilcor.org/about-ilcor/about-ilcor/.

Jeejeebhoy FM, Zelop CM, Lipman S, et al. Cardiac arrest in pregnancy: a scientific statement from the American Heart Association. Circulation. 2015;132:1747-73.

Mansur AP, Favarato D. Tendências da taxa de mortalidade por doenças cardiovasculares no Brasil, 1980-2012. Arquivos Brasileiros de Cardiologia. 2016; 107(1):20-5.

Nakagawa NK, Silva LM, Carvalho-Oliveira R, et al. KIDS SAVE LIVES BRAZIL: A successful pilot program to implement CPR at primary and high schools in Brazil resulting in a state law for a training CPR week. Resuscitation. 2019;140:81-3.

Nardino J, Badke M, Bisogno S, Guth E. Atividades educativas em primeiros socorros. Revista Contexto Saúde. 2014;12(23):88-92.

Özyazicioglu N, Polat S, Biçakci H. The effect of training programs on traditional approaches that mothers use in emergencies. Journal of Emergency Nursing. 2011;37:79-85.

Perkins GD, Travers AH, Berg RA et al. Part 3: Adult basic life support and automated external defibrillation: 2015 International Consensus on Cardiopulmonary Resuscitation and Emergency Cardiovascular Care Science with Treatment Recommendations. Resuscitation. 2015;95:e43-69.

Perrenoud P. Desenvolver Competências ou Ensinar Saberes? A escola que prepara para a vida. Porto Alegre: Penso; 2013.

Piscopo A, Piscopo IC, Avezum A, et al. New mannequin made by recyclable plastic bottles for training thoracic compressions at schools. Circulation. 2018;138:A215.

Plant N, Taylor K. How best to teach CPR to schoolchildren: a systematic review. Resuscitation. 2013;84:415-21.

Sakano TMS. Parada cardiorrespiratória na criança. In: Tratado de pediatria da Sociedade Brasileira de Pediatria. 4.ed. Barueri: Manole. p.137-47.

Secombe PJ, Sutherland R, Johnson R. Morbid obesity impairs adequacy of thoracic compressions in a simulation-based model. Anaesth Intensive Care. 2018;46(2):171-7.

Semeraro F, Wingena S, Schroedera DC, et al. KIDS SAVE LIVES - Three years of implementation in Europe. Resuscitation. 2018;131:9-11.

Soar J, Maconochie I, Wyckoff MH, et al. 2019 International Consensus on Cardiopulmonary Resuscitation and Emergency Cardiovascular Care Science with

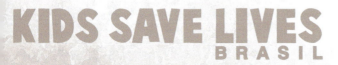

treatment recommendations: Summary from the basic life support; advanced life support; pediatric life support; neonatal life support; education, implementation, and teams; and First Aid Task Forces. Circulation. 2019;140(24):826-880.

Szpilman D. Como fazer um manequim de RCP de forma simples [internet]. Disponível em: https://www.youtube.com/watch?v=DNnyGnovkPo.

Szpilman D, Bierens JJLM, Handley AJ, et al. Drowning: current concepts. New England Journal of Medicine. 2012;366:2102-10.

Szpilman D, Webber J, Quan L, et al. Creating a drowning chain of survival. Resuscitation. 2014;85(9):1149-52.

Sociedade de Cardiologia do Estado de São Paulo – SOCESP. Projeto nós cuidamos do seu coração. Disponível em: http://www.cosemssp.org.br/congresso2017/arquivos/apresentacoes/23_de_marco/SIMPOSIO-SOCESP/AGNALDO%20PISCOPO.pdf.

https://www.youtube.com/watch?v=F0UlkXBGjJ4

Tempski PZ e Martins MA. Modelos teóricos do processo ensino-aprendizagem aplicados às estratégias educacionais de simulação. In: Scalabrini A, Fonseca A e Brandão C. Simulação Realística e Habilidades na Saúde. Rio de Janeiro: Atheneu, 2017.

Wissenberg M, Lippert FK, Folke F, et al. Association of national initiatives to improve cardiac arrest management with rates of bystander intervention and patient survival after out-of-hospital cardiac arrest. Journal of the American Medical Association. 2013;310:1377-84.

ANEXO 1

PREFÁCIO DO PROFESSOR BERND W. BÖTTIGER, ORIGINALMENTE ESCRITO EM LÍNGUA INGLESA

KIDS SAVE LIVES
BRASIL

Teaching school children CPR is the best way to save countless lives of people experiencing sudden out-of-hospital cardiac arrest. Why is this the case?

Following cardiac arrest and no blood flow, the brain can survive for only 3 to 5 minutes without any damage; however, emergency medical service systems will likely take more time to arrive, so laypeople witnessing the cardiac arrest will have to help bridge this time corridor. It is well known and scientifically proven that initiation of CPR by lay bystanders increases survival rates at least 2- to 3-fold and a majority of cardiac arrests are witnessed. So lay CPR is more effective than any other therapeutic intervention following OHCA.

Training school children in CPR is an easy and cost-effective way to increase lay CPR rates. This has therefor become a worldwide initiative with **KIDS SAVE LIVES**. The children can serve as multipliers and it's easiest to learn something this important while being young (beginning at the age of 12 years – for just two hours per year). **KIDS SAVE LIVES** has been endorsed by the World Health Organization in 2015.

This approach has shown success in other countries e.g. in Denmark the rate of bystander CPR nearly doubled after five years. Promoting it in other countries can save hundred thousands of lives each year all over the world.

The message is clear: Successful CPR is easy to undertake and straightforward to teach. Lay people cannot do anything wrong – the only wrong thing would be to do nothing. And all you need to save a life is two hands. Saving a life is child's play, for children and for adults.

Bernd W. Böttiger

ANEXO 2

DECLARAÇÃO KIDS SAVE LIVES ENDOSSADA PELA ORGANIZAÇÃO MUNDIAL DA SAÚDE

KIDS SAVE LIVES
BRASIL

THE EUROPEAN PATIENT SAFETY FOUNDATION (EUPSF) IS VERY PLEASED TO ANNOUNCE THAT THE STATEMENT "KIDS SAVE LIVES" HAS BEEN ENDORSED BY THE WORLD HEALTH ORGANISATION (WHO)

This statement highlights the importance of teaching CPR to all school children around the globe. The document reinforces the difference that early CPR can have on survival outcomes following sudden cardiac arrest (SCA) an issue that causes 2,000 deaths worldwide every day. By introducing just two hours of CPR teaching per year for all children over 12, the WHO believe that SCA survival rates would improve and in turn lead to improved global health.

KIDS SAVE LIVES – TRAINING SCHOOL CHILDREN IN CARDIOPULMONARY RESUSCITATION WORLDWIDE

A Statement from the European Patient Safety Foundation (EuPSF[1]), the European Resuscitation Council (ERC[2]), the International Liaison Committee on Resuscitation (ILCOR[3]) and the World Federation of Societies of Anesthesiologists (WFSA[4]). This statement has been endorsed by the World Health Organization (WHO) sudden cardiac death, a public health problem sudden cardiac death is one of the major issues in global health care. In Europe and the U.S., at least 700,000 people die each year following sudden cardiac death with unsuccessful out-of-hospital cardiopulmonary resuscitation (CPR) [Anonymous, 2012; Berdowski et al., 2010]. This is 2,000 deaths every day. The same happens in many other areas of the world. Thus, sudden cardiac death is the third commonest killer after cancer and other cardiovascular diseases in industrialized nations [Taniguchi et al., 2013]. Teaching CPR to all school children will therefore lead to a marked improvement in global health.

Following sudden cardiac arrest, the brain can only survive for 3-5 mins without oxygen. This is much less time than the emergency medical services take to arrive in almost all cases. Therefore, less than 1 out of 10 patients with out-of-hospital cardiac arrest survive today [Gräsner, 2013; Holmberg et al., 2000; Herlitz et al., 2003; Böttiger et al., 1999].

There is sound scientific evidence that immediate initiation of basic life support by lay bystanders improves the survival after out-of-hospital cardiac arrest by a factor of 2-4 [Holmberg et al., 2000; Herlitz et al., 2003; Böttiger et al., 1999]. Out-of-hospital cardiac arrest is witnessed in 60-80% [Holmberg et al., 2000; Herlitz et al., 2003; Böttiger et al., 1999]. Thus, lay resuscitation can fill the time gap between collapse and the arrival of the emergency medical services in most cases. Today, bystander CPR is delivered in less than 1 in 5 out-of-hospital cardiac arrests [Gräsner, 2013]. Increasing this rate will save 200,000 additional lives in Europe and in the U.S. every year, and far more worldwide. While educating the lay public in basic life support is clearly the most important way to increase survival in this area, it is difficult to reach the entire population with the training required, if programs are not obligatory. It is logical therefore to include resuscitation training in school programs. The American Heart Association advocated compulsory resuscitation training in American schools in 2011 [Cave et al., 2011], and countries in which resuscitation has been integrated into educational programs in schools report significantly higher resuscitation rates [Gräsner, 2013; Wissenberg et al., 2013]. Thus one of the most important steps in increasing the rate of bystander resuscitation and improving survival worldwide is to educate all school children. This can be easily done by educating them – beginning at the age of 12 years – for just two hours per year [Cave et al., 2011; Wissenberg et al., 2013; Plant et al., 2013; Bohn et al., 2012]. School children at a young age have a less inhibited approach to resuscitation training and both medical professionals and teachers achieve success after appropriate training themselves [Bohn et al., 2012].

The Way to Improve Survival

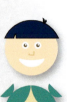

We recommend educating school children in resuscitation from the age of 12 years or earlier for 2 hours per year. If school children receive such training, they are also likely to teach this to their family at home – and they themselves will never forget. We will see not only an increase in the number of cardiac arrest survivors worldwide, but also the social benefits of enthusiastic and positive young people. They learn to help others. School children and teachers are important "multipliers" in both private and public settings and thus, in the longer term, the proportion of trained individuals in society will markedly increase, leading to an increase in the overall rate of lay resuscitation.

This concept is already very successful in Scandinavia. In Denmark, it was shown that the rate of bystander CPR nearly doubled after five years, with a threefold improvement in survival following out-of-hospital cardiac arrest over ten years [Wissenberg et al., 2013]. A threefold improvement in survival cannot be achieved solely by improvements in professional medical care in this area.

Why Introduce Resuscitation Training During School Education

All groups of society can be reached. To achieve a statistically significant increase in the resuscitation results, it has been estimated that at least 15% of a population need to be trained and such numbers cannot be achieved by offering voluntary courses.

Access to health-related information is often less adequate in the lower social groups, with the result that more cases of unsuccessfully treated cardiac arrest per capita occur in socially disadvantaged areas [Reinier et al., 2011].

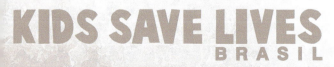

A sense of responsibility can be firmly established at an early stage. Social skills – particularly if they are to be effective across social barriers – need to be established at an early point in the course of a child's education.

Altruism research has shown that schoolchildren have a less inhibited approach to resuscitation training while they are still pre-pubertal. Furthermore, the strongest factor inhibiting the taking of practical action in the real-life situation is a fear of making mistakes. This aspect of implementation can also be communicated much more naturally and easily during school time.

The response to instruction is easier and better at a younger age. A more favorable attitude to learning is also reflected by the fact that practical training can be communicated in a more positive way.

Embedding resuscitation in related school subjects such as biology, sports or health education is meaningful and possible.

Conclusion

Sudden cardiac death is one of the most frequent preventable causes of death in the industrialized world. In countries with organized emergency medical services, more lives could be saved by increasing the lay bystander resuscitation rate. Providing resuscitation training in schools has measurable effects, and by a "multiplier effect" it can increase the lay bystander resuscitation rate and the survival rate. The earlier such instruction in resuscitation is started, the more sustainable the training will be. The message to the public is clear: successful CPR is easy to undertake and straightforward to teach.

Lay people cannot do anything wrong – the only wrong thing would be to do nothing. It can easily be done by everyone, saving hundred thousands of lives each year all over the world. The supporting organisations have particular expertise in CPR delivery and training and fully endorse this statement.

Supporting Organisations

[1] The European Patient Safety Foundation is a multi-disciplinary non-profit foundation composed of medical associations, policy makers, clinicians, healthcare professionals, med-tech industry and patient advocates..
[2] The European Resuscitation Council is an interdisciplinary multi-specialty non-profit organisation for resuscitation medicine and emergency medical care. It is the umbrella organisation of 33 national resuscitation councils from Europe, Asia and Africa.
[3] The International Liaison Committee on Resuscitation (ILCOR) is a forum for liaison between principal resuscitation organisations worldwide: American Heart Association, Australian and New Zealand Council of Resuscitation, European Resuscitation Council, Heart and Stroke Foundation of Canada, InterAmerican Heart Foundation, Resuscitation Council of South Africa, Resuscitation Council of Asia.
[4] The World Federation of Societies of Anaesthesiologists is a global network of 120 national societies of anaesthesiologists

ANEXO 3 LEI FEDERAL N. 13.722

KIDS SAVE LIVES
BRASIL

A Lei federal estabelece que, a partir de um evento que pode ser evitado, um terço de professores e funcionários de escolas, públicas e privadas, de ensino infantil e básico deverão ser capacitados anualmente em primeiros socorros por profissionais da Saúde ou de corpos de bombeiros. Além disso, estabelece a lei federal que as instituições educacionais e os espaços de recreação infantil deverão dispor de *kits* de primeiros socorros, conforme orientação das entidades especializadas em atendimento emergencial, como os corpos de bombeiros militares e o Serviço de Atendimento Móvel de Urgência (SAMU). O objetivo do treinamento é possibilitar que os professores consigam agir em situações emergenciais enquanto a assistência médica especializada não for proporcionada. O descumprimento das normas ocasionará a aplicação de penalidades como notificação e multa. Na ocasião de reincidências, a multa será em dobro e poderá gerar até a cassação do alvará de funcionamento ou autorização. Se a escola ou creche for pública, deverá haver a responsabilização patrimonial do agente público [Fonte: http://www.planalto.gov.br/ccivil_03/_ato2015-2018/2018/Lei/L13722.htm].

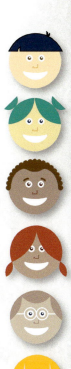

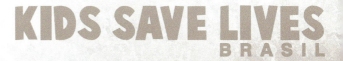

ANEXO 4

PROJETO DE LEI N. 310/2019 NA ASSEMBLEIA LEGISLATIVA DO ESTADO DE SÃO PAULO

KIDS SAVE LIVES
BRASIL

A ASSEMBLEIA LEGISLATIVA DO ESTADO
DE SÃO PAULO DECRETA:

Artigo 1º Fica instituída a Semana "Crianças Salvam Vidas – 'Kids Save Lives' Brasil" de capacitação e ações em parada cardíaca súbita, acidente vascular encefálico agudo e engasgo nas escolas do Estado de São Paulo, a se realizar todo ano a partir do dia 16 de outubro.

Parágrafo único. Na semana citada no caput deste artigo serão realizadas palestras, orientações, treinamentos e capacitações de alunos, professores e comunidade escolar sobre técnicas de identificação e atendimento em casos de parada cardíaca súbita, acidente vascular encefálico agudo e engasgo, sob orientação de graduandos e graduados treinados de todas as áreas do conhecimento, coordenados por profissionais qualificados da área da saúde.

Artigo 2º Esta lei entra em vigor na data de sua publicação.

A presente propositura objetiva reconhecer, valorizar e difundir a experiência da organização do projeto "KIDS SAVE LIVES BRASIL" desenvolvida dentro da Universidade de São Paulo – USP.

Uma iniciativa multidisciplinar, para além da área da saúde, a proposta busca capacitar alunos de graduação, das mais diversas áreas do conhecimento, para atuação como instrutores de aspectos básicos de suporte na situação de parada cardíaca súbita, acidente vascular cerebral agudo e engasgo para alunos e professores do ensino fundamental e médio da rede pública de ensino.

Ainda, prevê dar oportunidade e treinamento a professores, crianças e adolescentes, para que sejam multiplicadores da cultura da ressuscitação entre leigos, aumentando o número de cidadão treinados e "dispostos a ajudar" em situação de parada cardíaca súbita, acidente vascular cerebral agudo e engasgo na comunidade.

A organização do projeto "KIDS SAVE LIVES BRASIL" tem tratativas de convênio com Universidades públicas e privadas, além de parcerias internacionais com o Prof. Bernd Böttiger e o Prof. Federico Semerano, da Associação Europeia e Associação Italiana de RCP para pesquisas na área e atuou em atividades práticas em diversas escolas públicas, levando o conhecimento e a capacitação aos integrantes das comunidades escolares.

O público-alvo desse projeto é composto principalmente de crianças e adolescentes, estudantes das escolas da rede pública de ensino fundamental e médio, além de professores, funcionários e comunidade do entorno (familiares, amigos e conhecidos).

Com a capacitação oferecida, a curto, médio e longo prazos, o projeto "KIDS SAVE LIVES BRASIL" proporcionará uma experiência inspiradora para os participantes com a vivência e o conteúdo de fácil acesso e pertinente a toda a sociedade.

As atividades são desenvolvidas buscando:

- formação de instrutores de crianças: treinamento de graduandos, pós-graduandos, funcionários, pesquisadores e docentes é realizado em Laboratório de Habilidades, com manequins específicos de RCP e em sala de aula, a fim de dar subsídios na formação de instrutores que irão ensinar crianças, adolescentes e professores da rede de ensino fundamental e médio de escolas públicas;

2. formação de estudantes (crianças e adolescentes) e professores da escola para auxiliarem nos treinamentos: uma parcela dos estudantes (crianças e adolescentes) e professores da escola realizam o treinamento em Laboratório de Habilidades com manequins específicos de RCP e em sala de aula, com a finalidade de ensiná-los como instruir os demais estudantes e professores;

3. treinamento in loco na escola: treinamento da parcela remanescente dos estudantes, professores, funcionários, parentes e amigos da comunidade do entorno, com manequins de baixo custo manufaturados com materiais recicláveis;

4. atualizações sobre treinamento e comunicação de ocorrências: a comunicação ativa via mídias sociais, via telemedicina e comunicação a distância para a manutenção das atualizações sobre o treinamento, comunicação de ocorrências de salvamentos de vidas ao centro coordenador FMUSP, bem como os esclarecimentos de dúvidas.

A idealização e coordenação da proposta está a cargo dos Professores Dra. Naomi Kondo Nakagawa (Fisioterapia – FMUSP), Dra. Maria José Carvalho Carmona (Anestesiologia – FMUSP), Dra. Ludhmila Abrahão Hajjar (Cardiologia – Instituto do Coração do Hospital das Clínicas FMUSP), Dr. Marcelo Calderaro (Neurologia – Hospital das Clínicas FMUSP), Dr. Heraldo Possolo de Souza (Emergências Clínicas – FMUSP), Dr. Eduardo Vieira Motta (Ginecologia e Obstetrícia – FMUSP), Dr. Pedro Wellington Gonçalves do Nascimento Teixeira (Escola Politécnica – Engenharia de Estruturas e Geotécnica USP), Dr. Sérgio Timerman (Cardiologia – Instituto do Coração do Hospital das Clínicas FMUSP), Dr. Heráclito Barbosa de Carvalho (Medicina Preventiva – FMUSP) e Dr. Luiz Fernando Ferraz da Silva (Patologia – FMUSP).

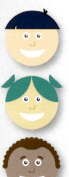

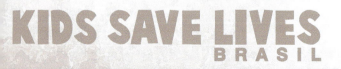

107

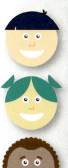

KIDS SAVE LIVES
BRASIL

ANEXO 5
COMO FUNCIONA UM DESFIBRILADOR EXTERNO AUTOMÁTICO

KIDS SAVE LIVES
BRASIL

Em uma explicação breve, o sistema elétrico do coração é responsável por controlar a frequência cardíaca. Existe um conjunto de células que geram um impulso elétrico, o qual estimula as demais células a se contraírem de maneira sincronizada. Essas células se concentram no nódulo sinoatrial e são chamadas de células marca-passo ou células de disparo. Caso haja qualquer anomalia no sistema elétrico do coração, o DEA pode ser utilizado para reorganizar toda a atividade elétrica do coração e a contratilidade miocárdica.

Quando o DEA for utilizado, e as pás (ou eletrodos) corretamente colocadas, ainda assim existem alguns fatores (tamanho da pá/eletrodo, posicionamento da pá/eletrodo, material condutor, como gel, adesão das pás/eletrodos ao tórax e energia em Joules) que influenciam na resistência (mensurada em Ohms) transtorácica, que é a capacidade de um corpo se opor à passagem de corrente elétrica (um fluxo ordenado de elétrons, mensurado em Ampère). A Figura A5.1 ilustra a tensão, a resistência e a corrente.

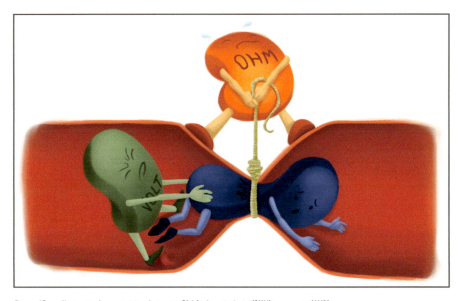

Figura A5.1 – Ilustração demonstrativa da tensão (Volt), da resistência (OHM) e corrente (AMP).
Fonte: Elaborado pelos autores.

No acionamento, o DEA aplica um impulso elétrico ao peito da vítima adulto. Esse impulso tem uma impedância, que é a oposição à passagem de corrente alternada quando submetido a uma tensão. Essa "força" é responsável pela movimentação de elétrons e é mensurada em Volts. A energia do DEA é expressa em Joules (corrente que fornece energia à vítima e despolariza o miocárdio).

A energia do choque de um desfibrilador varia em média de 2 a 3 Joules por quilo da vítima, portanto o DEA aplica um choque de 120, 150 ou 200 Joules. Logo, caso esse DEA opere numa corrente de 50 Amperes, devido à impedância torácica de 50 Ohms, um adulto será submetido a uma tensão de 2.500 Volts.

Como a corrente do DEA é contínua e tem um polo positivo e um polo negativo, caso o operador inverta os eletrodos, diminuirá a qualidade do choque, uma vez que o ideal é o choque se iniciar na base e seguir para o ápice do coração.

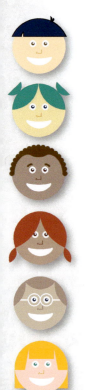

"Some men see things as they are, and ask: Why?"
"I dream of things that never were, and ask: Why not?"

Robert Kennedy

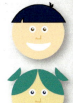

Tradução:

"Alguns homens vêm as coisas como são, e perguntam: Por quê?"
" Eu sonho coisas que nunca foram, e pergunto: Por que não?"

Robert Kennedy

KIDS SAVE LIVES
BRASIL

CONHEÇA OS SELOS EDITORIAIS DA *editora dos* Editores

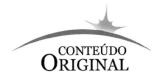

Conteúdo Original
Seleção de autores e conteúdos nacionais de excelência nas áreas científicas, técnicas e profissionais.

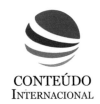

Conteúdo Internacional
Tradução de livros de editoras estrangeiras renomadas, cujos títulos são indicados pelas principais instituições de ensino do mundo.

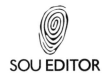

Sou Editor
Projetos especiais em que o autor é o investidor de seu projeto editorial. A definição do percentual de investimento é definida após a análise dos originais de seus livros, podendo ser parcial ou integral.